뭐든지,
호르몬!

뭐든지, 호르몬!

이토 히로시 지음 | 윤혜원 옮김

기분, 몸매, 성격, 건강에서
키와 성적, 기억력까지,
내 인생은 호르몬이 좌우한다

계단

일러두기

• 이 책은 伊藤 裕「なんでもホルモン」(朝日新聞出版, 2015)를 완역하였다.
• 책과 신문, 잡지는 《 》, 글과 영화는 〈 〉로 나타냈다.
• 인명을 포함한 외래어는 외래어표기법에 따라 표기했다.
• 용어의 영어 혹은 한자 표현은 '찾아보기'에서 확인할 수 있다.

차 례

인체의 호르몬 지도

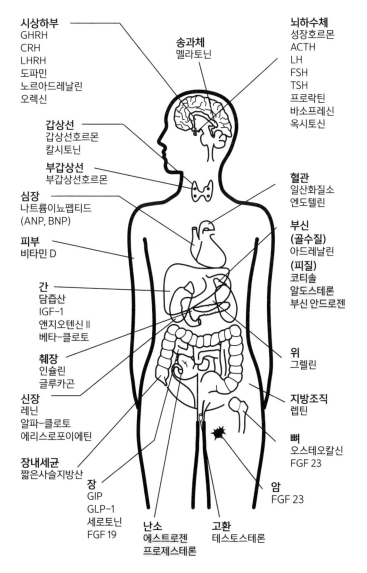

시상하부
GHRH
CRH
LHRH
도파민
노르아드레날린
오렉신

송과체
멜라토닌

뇌하수체
성장호르몬
ACTH
LH
FSH
TSH
프로락틴
바소프레신
옥시토신

갑상선
갑상선호르몬
칼시토닌

부갑상선
부갑상선호르몬

심장
나트륨이뇨펩티드
(ANP, BNP)

피부
비타민 D

간
담즙산
IGF-1
앤지오텐신 II
베타-클로토

췌장
인슐린
글루카곤

신장
레닌
알파-클로토
에리스로포이에틴

장내세균
짧은사슬지방산

장
GIP
GLP-1
세로토닌
FGF 19

난소
에스트로젠
프로제스테론

고환
테스토스테론

혈관
일산화질소
엔도텔린

부신
(골수질)
아드레날린
(피질)
코티솔
알도스테론
부신 안드로젠

위
그렐린

지방조직
렙틴

뼈
오스테오칼신
FGF 23

암
FGF 23

* 아무 표시가 없는 것이 호르몬 A (아미노산으로 만들어진 호르몬)
* 　 표시가 호르몬 B (콜레스테롤로 만들어진 호르몬)

인체의 주요 호르몬과 그 역할

시상하부

GHRH	성장호르몬 분비를 촉진한다
CRH	ACTH 분비를 촉진한다
LHRH	LH, FSH 분비를 촉진한다
도파민	자신이 흥미를 느낀 것을 갖고 싶게 한다
	프로락틴 분비를 억제한다
노르아드레날린	집중력을 높이고, 기억력을 좋게 한다
오렉신	각성효과가 있다

송과체

멜라토닌	밤에 분비되어, 생체시계의 리듬을 조정한다

뇌하수체

성장호르몬	인간의 성장을 조절한다
ACTH	부신을 자극한다
LH(황체형성호르몬)	생식선을 자극한다
FSH(난포자극호르몬)	생식선을 자극한다
TSH	갑상선을 자극한다
프로락틴	임신, 출산, 육아에 작용한다
바소프레신	소변이 지나치게 배출되지 않도록 한다
	자기 영역을 확보하려는 마음이 들게 한다
	남성적인 애정 표현을 하게 한다
옥시토신	자궁을 수축시킨다
	배우자와의 유대를 강화한다

갑상선호르몬   에너지를 만든다

성장호르몬을 돕는다

칼시토닌   칼슘 농도를 조절한다

부갑상선

부갑상선호르몬   뼈에서 칼슘을 방출해, '흥분' 상태로 유도한다

혈관

일산화질소   혈관을 넓히는 호르몬

엔도텔린   혈관 수축 호르몬

심장

나트륨이뇨펩티드   혈관을 넓히고, 신장에서 소변으로 염분을

(ANP, BNP)   배출한다

피부

비타민 D   칼슘 흡수를 돕는다

뼈를 만드는 세포를 활성화한다

부신

(골수질)

아드레날린   외부의 적에 맞서는 흥분 상태를 유도한다

(피질)

코티솔   혈당을 높인다

염증을 억제한다

알도스테론   염분을 몸에 비축한다

부신 안드로젠   여성에게 있는 남성호르몬

간

담즙산 에너지 소비를 촉진한다

GLP-1 분비를 재촉한다

IGF-1 근육과 뼈에 작용하여 성장을 촉진한다

암과 관련이 있다

앤지오텐신Ⅱ 혈관을 수축하고, 알도스테론을 분비하도록 해

혈압을 높인다

베타-클로토 콜레스테롤과 담즙산 합성을 제어한다

위

그렐린 성장호르몬을 분비한다

에너지를 비축한다

췌장

인슐린 혈당을 낮춘다

에너지를 비축한다

글루카곤 혈당을 올린다

신장

레닌 앤지오텐신Ⅱ를 만들어 혈압을 올린다

알파-클로토 칼슘과 인의 농도를 조절한다

에리스로포이에틴 골수에 작용하여 적혈구를 만들게 한다

장내세균

짧은사슬지방산 비만과 면역을 조절하는 유사 호르몬

장

GIP 인슐린 분비를 촉진한다

장
GLP-1
인슐린 분비를 촉진한다
식욕을 억제한다

세로토닌
심신을 안정시킨다
FGF 19
담즙산과 콜레스테롤 합성을 조절한다

지방조직
렙틴
식욕을 억제한다

뼈
오스테오칼신
인슐린 분비를 활발하게 한다
FGF 23
비타민 D의 생성을 억제해, 뼈가 마르고
가늘어지는 것을 막는다

암
FGF 23
비타민 D의 생성을 억제해, 뼈가 마르고
가늘어지는 것을 막는다

고환
테스토스테론
대표적인 남성호르몬
남자다운 근육과 골격을 만든다

난소
에스트로젠
배란을 준비한다
혈관과 뼈를 지킨다
프로제스테론
배란을 억제해, 수정한 난자가 자궁에서 잘 자랄 수
있게 준비한다

들어가며

우리의 모든 생활은 호르몬이 결정한다

우리는 태어나서 죽을 때까지 참으로 많은 일을 경험한다. 아이에서 어른으로 성장하고, 마음 맞는 친구도 여럿 사귄다. 사랑하는 사람을 만나 아이를 갖고, 가정을 지키고 성공을 위해 노력한다. 이윽고 몸이 점차 쇠약해지고 암에 걸리거나 병을 앓다가 죽음을 맞는다. 성격, 친구 수, 연애, 식욕, 수면, 노화 속도, 암, 수명과 같은 생활의 거의 모든 것이 사실은 우리 몸에서 만들어지는 '호르몬'이라는 물질에 좌우된다.

호르몬 덕분에 우리는 마음이 맞는 친구들과 맛있는 음식을 먹으며 즐거운 생활을 영위할 수 있다. 가슴 설레는 연애도 하고,

심장 뛰는 감동도 경험하며 활기차고 건강하게 장수를 누릴 수 있는 것이다.

그렇다면 과연 호르몬이란 뭘까? 호르몬이란 지금으로부터 백여 년 전인 1905년, 영국의 생리학자 어니스트 스탈링이 그리스어의 '자극하다, 흥분시키다'라는 뜻을 가진 hormaein을 바탕으로 이름을 붙였다. 호르몬은 우리 몸에서 만들어지는 자연적인 물질로(인공적인 합성물질이 아니므로 부작용이 없다) 우리를 흥분시킨다.

다시 한 번 물어보자. 우리는 왜 사는 걸까? 나는 아주 단순하게, '사람은 흥분하기 위해 산다'고 생각한다. 살고 싶다는 마음이 드는 것은 무언가를 통해 흥분하고 즐겁기를 바라기 때문이다.

그렇다면 '흥분'이란 또 뭘까? 이것은 쉽게 말하면 생활 속의 장면전환이라고 할 수 있다. 연극을 보러 가면 회전무대가 등장할 때가 있다. 무대를 여러 개로 나누어 놓고(이러한 칸막이가 흥분을 자아내는 장치다. 우리 몸을 흥분시키기 위해 상당히 중요하다), 아주 빠르게 하나의 무대에서 다른 무대로 회전시켜 다른 장면으로 넘어간다. 그 순간의 홀가분함과 설렘이 흥분의 원천인 것이다.

호르몬은 우리를 흥분하게 만드는 물질이다. 그때그때 상황에 맞춰 일상의 장면을 전환하는 역할을 맡고 있다. 활기차게 살기 위해 꼭 필요한 물질이다. 결국 호르몬이 모든 삶의 열쇠를 쥐고 있다고 할 수 있다. 그래서 누구나 스스로 만들어내는 호르몬의 놀라운 힘을 많은 사람들에게 알리고자, 그리고 각자 개인이 즐거운 인생을 누리려면 호르몬을 어떻게 잘 관리할 수 있을지 알아보기 위해 이 책을 쓰게 되었다.

　우리 몸은 작게 구분된, 세포라는 수많은 방으로 이루어져 있다. 그 수는 200종류 이상 60조 개에 달한다. 한 종류의 세포 집단이 흥분을 하면, 그 흥분이 다른 세포 집단도 흥분시키고 이것이 잇따라 계속 일어나면서 점점 그 규모가 커져 커다란 흥분이 일어난다. 우리는 온몸으로 흥분하고, 이것을 생의 활력으로 삼고 있다.

　우리를 흥분시켜 삶의 활력을 주는 호르몬은 흥분한 세포에서 생성되어, 그 세포를 벗어나 다른 세포를 자극해 또다시 흥분시키는 화학물질이다(세포 밖으로 나가는 것을 분비라고 한다).

　몸 속에 그물망처럼 뻗어 있는 혈관(그 길이를 모두 합하면 10만 킬로미터에 이르며, 지구 두 바퀴 반을 돌 수 있다)은 몸의 여러 세포(그리고 이들이 모여 만든 내장기관)끼리 연락을 주고받기 위해 만든 통로다. 호르몬은 원래는 흥분한 세포에서 분비되어 혈관이라는 통로를 통해 다른 세포에 도착해 그 세포를 흥분시키는 물질을 일컫는다. 즉, 혈관 속을 오가는 흥분 전달 물질이 바로 호르몬인 것이다.•

　호르몬은 지금까지 백여 종이 발견되었다. 중요한 것은 이렇게 많은 호르몬이 호르몬마다 엄격하게 정해진 세포만을 흥분시킨다는 점이다. 그렇다면 호르몬은 어째서 철저하게 자신이 작용할 세포만 가려서 작용하는 걸까?

　혈관 속에 분비된 호르몬은 온몸을 순환하며 구석구석 모든 세포에 도달한다. 그러나 자신을 받아줄 수용체를 가진 세포에서

만 멈추고, 그 외의 세포는 그대로 지나쳐버린다. 호르몬을 받아주는 수용인자를 호르몬 수용체라고 한다. 즉, 각각의 호르몬마다 고유의 호르몬 수용체가 있는 것이다. 호르몬은 자신의 수용체를 가진 세포만을 흥분시킨다. 반대로 수용체를 갖지 않는 흥분물질, 다시 말해 어떤 세포든지 흥분시키는 물질은 호르몬이라고 부르지 않는다. 각각의 호르몬에는 모두 독특한 효능이 있다. 그것은 호르몬이 효과를 발휘하는 세포가 각기 따로 있기 때문이다.

몇 년 전에 쓴 《장기의 시간을 늦춰라》에서 유럽에서 예전부터 구전되어온 '젊음의 샘'에 대해 언급한 적이 있다. 16세기의 르네상스 화가인 루카스 크라나흐는 이 샘물을 끼얹으면 즉시 젊어진다는 전설을 충실하게 그려냈다(그림 참조). 그림에는 소문을 듣고 유럽 각지에서 몰려든 나이 든 여인들이 중앙의 분수에서 물을 맞자마자 활기 넘치는 젊은 여성으로 변신하는 모습이 생생하게 그려져 있다.

● 호르몬은 원래 한 세포에서 분비되어, 혈액을 타고 이동하여, 다른 장기의 세포에 작용하는 물질을 의미했다(좁은 의미의 호르몬). 그에 반해, 세포가 분비하는 물질이라도 백혈구 등의 세포에서 분비되어, 혈관으로 들어가는 것이 아니라 바로 옆의 세포에 작용하는 물질은 사이토킨(세포가 분비하는 물질이라는 의미로 에리스로포이에틴이나 인터루킨 등이 있다)이라고 불렀다. 또 신경세포(뉴런)에서 분비되어 다른 신경세포에 작용하는 물질도 신경전달물질(도파민과 노르아드레날린 등)이라 부르며 호르몬과 구별하고 있었다.
그러나 연구가 진행되면서 호르몬이 혈액으로 들어가지 않고 근처의 세포에 작용하는 경우가 많다는 사실이 드러났으며, 신경세포가 호르몬으로 간주하는 물질을 분비한다는 것도 알게 되었다. 그러자 호르몬, 사이토킨, 신경전달물질이라는 구분이 큰 의미가 없어졌다. 그래서 이 책에서는 한 세포에서 분비되어 그 흥분을 다른 세포에 전달하는 물질을 모두 호르몬(넓은 의미의 호르몬)으로 간주하기로 한다.

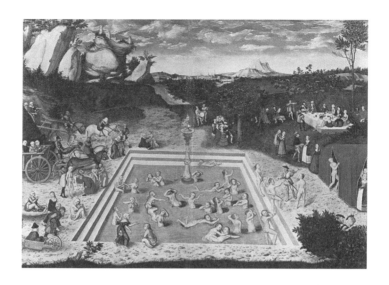

루카스 크라나흐의 <젊음의 샘> (베를린 국립미술관 소장)

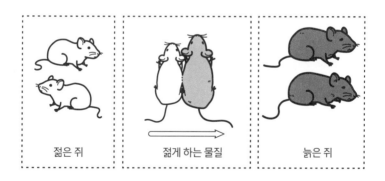

| 젊은 쥐 | 젊게 하는 물질 | 늙은 쥐 |

개체연결 실험을 통해 젊게 하는 물질을 주고 받을 수 있다. 개체연결 수술이란, 그림처럼 쥐 두 마리의 복부를 각각 절개한 뒤 서로 결합하는 수술이다. 상처가 낫는 과정에서 혈액을 주고받게 된다. 가운데 그림처럼 젊은 쥐와 늙은 쥐를 결합하면 늙은 쥐가 젊어진다.

이 책을 쓸 때만해도 시간을 훌쩍 거스르는 만능회춘약이 존재하지 않는다고 했는데, 이 전설을 진실로 받아들일 수 있게 할 새로운 사실이 잇달아(2011~2014년) 보고되었다. 혈액에 우리의 장기를 젊게 하는 물질이 포함되어 있을 가능성이 있다는 연구 결과가 나온 것이다. 이 연구자들은 개체연결parabiosis 실험을 했다(그림 참조). 다소 잔인하지만, 쥐 두 마리의 피부를 절개하고 몸을 밀착시킨 후 피부를 봉합한다. 그러면 한쪽 쥐의 혈관이 다른 쪽 쥐의 혈관과 연결된다.

젊은 쥐와 늙은 쥐를 개체 결합하자, 늙은 쥐의 심장 비대 증상이 개선되고 근육 세포가 재생되면서 근력이나 지속력이 젊은 쥐만큼 회복되었다. 인지 기능이 떨어진 쥐의 신경세포 돌기 수가 원래대로 돌아오는 결과도 관찰할 수 있었다. 게다가 늙은 쥐에게 젊은 쥐의 혈액을 수혈하자, 기억력 테스트 성적이 좋아졌다. 이 실험으로 젊은 쥐의 혈액에는 심장과 근육, 신경을 젊게 하는 물질, 즉 '젊어지게 하는 호르몬'이 포함되어 있다는 사실이 명백하게 드러났다. 백발의 노인이나 드라큘라 백작이 젊은 여성의 피를 마시면, 머리카락이 검어지고 날렵한 얼굴로 변신하며 젊어진다는 이야기가 마냥 꿈같은 이야기만은 아니었던 것이다.

인간이 만들어내는 체내 물질인 호르몬에 대해 자세히 알고 제대로 관리한다면, 우리는 과거와 현재의 생활을 몰라보게 바꿀 수가 있다. 호르몬은 우리의 꿈을 이루어 줄 하나의 동아줄이 분명하다.

호르몬은 몸 속에서 어떻게 작용하는가?

호르몬이 우리 몸 속에서 어떻게 작용하는지 알아보기 위해, 가상의 호르몬이 만들어져서 사라질 때까지의 과정을 먼저 살펴보자. 수많은 호르몬은 구성요소에 따라 크게 두 가지로 구분할 수 있는데, 여기서는 그냥 호르몬 A와 호르몬 B라고 이름 붙였다.

호르몬 A (아미노산으로 만들어진 호르몬)

호르몬 A라고 이름 붙여진 나는 세포 속 분비과립secretary granule이라는 알갱이 속에 동료들과 함께 있다. 내 몸은 아미노산이라는 물질 여러 개가 연결되어 만들어졌다.

　　나는 세포 속 유전자를 보관하는 핵에서 태어났다. 인간의 몸은 약 60조 개의 세포로 이루어져 있으며(지구 인구의 약 1만 배!), 종류는 200가지가 넘는다. 이렇게 많은 종류의 세포 중에서 나의 고향인 호르몬 생산 세포는 특히 쉽게 흥분한다. 바깥 세계의 상황이 평소와 조금이라도 달라지면 민감하게 반응한다. 곧바로 핵 속의 유전자를 활발하게 작동하도록 하여, 섭취 영양분에서 흡수한 아미노산 여러 개를 연결해 우리를 만들고 과립 속에 넣는다. 그리고 자신을 둘러싼 상황이 점점 더 빠르고 심각하게 변하면, 세포 속 칼슘 농도가 순식간에 높아지는 것을 신호로 우리가 들어있는 알갱이를 세포 밖으로 방출한다. 이것을 분비라고 한다.

세포 밖으로 나온 뒤에는 나만을 받아주는 수용체를 찾아 여행을 서두른다. 수용체는 세포 표면에서 기다리고 있다. 수용체를 가진 세포가 운 좋게 바로 옆에 있다면 여행은 짧게 끝난다. 자신의 고향 세포가 수용체를 가진 경우도 있다. 그러나 대부분은 세포에서 방출되면 혈관을 타고 수용체를 가진 세포를 찾아 먼 장기까지 여행을 떠나게 된다. 지구를 몇 바퀴 돌 정도의 거리를 움직일 때도 있다. 혈관 내에 분비되어 혈액에 녹아든 상태로 운반되는 것을 내분비라고 한다.

우리는 각각의 크기는 매우 작지만, 분비된 혈액 한 방울 속에 약 100억 개가 존재한다(그래 봤자 무게로 따지면 100억 분의 1 그램). 그리고 자신을 받아줄 수용체를 찾아가는 동안 점차 분해되어 원재료인 아미노산으로 변해 버린다. 분비되고 몇 분이 지나면 절반이 넘는 동료가 혈액 속으로 사라진다.

다행히 수용체를 만나 결합하게 되면, 이번에는 수용체가 있는 세포 속 칼슘 농도를 높게 하여 순식간에 세포를 흥분시킨다. 우리가 일으키는 흥분은 단숨에 일어나지만 식는 것 또한 그만큼 빠르다.

우리의 역할은 이렇게 끝이 난다. 그리고 그 세포에서 부서져버린다. 우리의 임무는 고향 세포에서 일어난 흥분 상태를 수용체를 가진 세포에 빠르고 정확하게 전달하는 것이다.

호르몬 B (콜레스테롤로 만들어진 호르몬)

나는 호르몬 A보다 몸집이 훨씬 작다. 10분의 1 정도. 콜레스테롤을 원료로 만들어졌다. 크기와 생김새가 동료들과 상당히 비슷하여 나만을 위해 존재해야 할 수용체가 가끔 잘못 알아보기도 한다.

나는 호르몬 A에 비해 만들기가 쉬워, 핵 속이 아니라 핵의 바깥(세포질)에서 간단히 만들 수 있다. 콜레스테롤의 형태를 바꾸는 효소라는 다양한 기술자가 가공하여 완성한다. 내 고향 세포가 흥분하면 이 효소 기술자들을 열심히 일하게 한다. 그리고 분비세포 안의 입자에 모일 것도 없이 만들어지자마자 바로 세포 밖으로 분비된다.

우리는 기름 성분인 콜레스테롤로 이루어져 있어 물에 잘 녹지 않는다. 이 상태로는 혈액에 섞일 수가 없다. 물과 기름의 비애다. 그래서 우리는 혈관에 들어가자마자 물에 잘 녹는 결합단백이

호르몬의 몸 속 여행

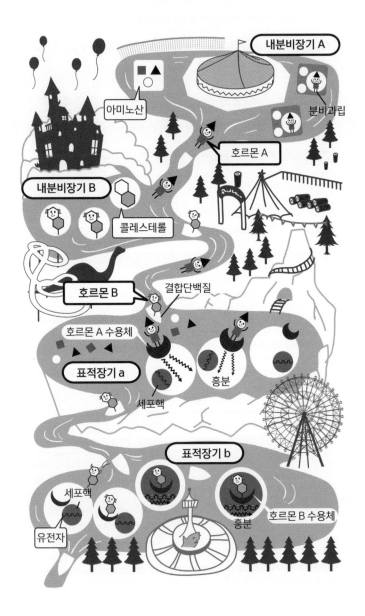

라는 단백질과 결합한다. 즉, 결합단백을 자가용으로 삼는 셈이다. 자가용을 타고 있으니 호르몬 A처럼 혈액 속에서 부서질 염려도 없다. 또, 우리 몸은 튼튼한 콜레스테롤로 되어 있어서 애초에 호르몬 A처럼 곧바로 뿔뿔이 흩어질 걱정 없이 혈액 속에 오래 머물 수 있다. 분비되고 나서 동료의 수가 반으로 줄기까지는 몇 시간 남짓이다.

우리를 받아들이는 수용체는 세포 안에 있다. 호르몬 A는 세포 안으로 들어가지 못하지만, 세포막은 우리처럼 기름으로 이루어져 있어서, 같은 기름인 우리는 쉽게 세포막을 통과해 수용체를 만날 수 있다. 수용체와 결합하면 당당하게 핵으로 들어간다. 그리고 그곳에 보관 중인 유전자와 결합해 유전자의 기능을 활발하게 작동케 하는 것이 우리의 역할이다. 호르몬 A처럼 신속하게 작용하지는 못해도, 그보다 훨씬 오랫동안 천천히 효력을 발휘할 수 있는 것이 우리 장점이다.

자, 어떤가? 호르몬의 생활(?)을 대략 살펴보았다. 그럼 이제부터 호르몬의 실제 모습을 하나하나 알아보자.

1장

내 몸의
주인은
호르몬

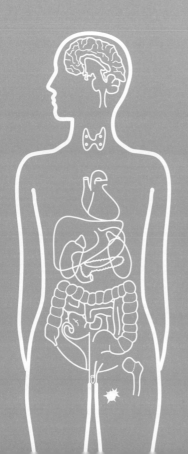

호르몬은 동양의 전통적인 비약

1930년대 사람들은 호르몬을 생명의 근원 물질이며 회춘의 비약이라고 여겼다. 1936년 일본 도쿄의 적십자 박물관에서 열린 〈호르몬과 비타민 전람회〉의 '동양 전통의 호르몬 사상' 코너에서는, 호르몬을 인간이나 동물의 내장과 혈액에 많이 들어 있으며 예부터 비약으로 귀하게 다뤄져 왔다고 소개하고 있다(그림 참조). 호르몬은 장기에서 만들어져 혈관 속에 분비되면 다른 장기로 이동하여 효력을 발휘한다고 했다. 그러니 호르몬에 대한 옛 사고방식은 지금 보아도 그리 어긋나지 않는다.

보통 일본에서 호르몬 구이라고 하면, 내장(장기)을 구운 요

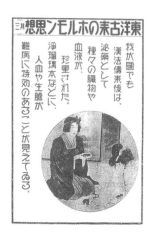

일본 도쿄의 적십자 박물관에서 1935년 개최된
<호르몬과 비타민 전람회>의 전시패널. 패널의
내용은 다음과 같다. "동양 전통의 호르몬 사상,
우리나라에서도 각종 장기와 혈액을 비약으로
소중히 여겼다. 사람의 피와 생간이 중병에 특효가
있다고 알려져 있다."
(출처: 다나카 사토시《건강법과 치유의 사회사》
(2006, 세이큐사))

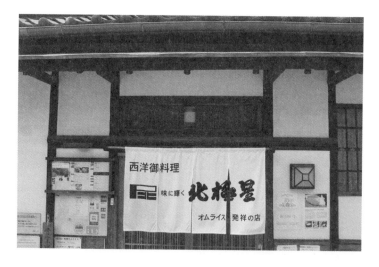

일본 오사카에 있는 레스토랑 '북극성' – 호르몬 요리의 발상지? (저자 사진)

리를 말한다. 좁은 의미에서는 장을 말하는데, 보통 정육(골격근) 외에 예전에는 버렸던, 껍데기나 위, 간, 심장, 신장 등을 구운 것이다.

오사카의 양식 레스토랑 '북극성'을 경영하던 기타하시 시게오는 매일 버리는 내장을 요리로 활용할 방법을 고안하여, 1940년에 '기타∞호르몬'이라는 상표를 등록했다. 오사카 사투리로 버리는 것(호르-몬)이라는 뜻으로 이름을 붙였다는 주장도 있는데, 아무래도 당시 인식에 맞게 기운을 돋워주는 호르몬에서 따온 게 아닌가 한다. 레스토랑 북극성은 여전히 오사카의 신사이바시에서 운영 중이다. 나도 가본 적이 있는데 오므라이스 맛이 뛰어나다(사진 참조).

지금까지 호르몬은 백여 종이 발견되었다. 특히 20세기는 그야말로 호르몬 발견의 전성기였다. 세계 최초로 발견된 호르몬은 일본의 생화학자 다카미네 조키치(그림 참조)가 찾아낸 아드레날린이다. 1901년, 호르몬이라는 단어가 생기기 이전에 이루어낸, 노벨상을 받을만한 업적이다. 나는 2014년에 다카미네 조키치 상을 받았다. 그가 살던 맨션은 뉴욕 센트럴파크 앞에 건재하게 남아 있는데, 그 앞에 서면 나도 모르게 자세를 바로잡게 된다(그림 참조). 흔히 흥분하면 아드레날린이 나온다고 하는데, 제1호 호르몬인 아드레날린은 그야말로 호르몬 중의 호르몬이다.

20세기 후반인 1980년대에 들어서면서 호르몬 발견의 골드러시가 찾아왔다(표 참조).

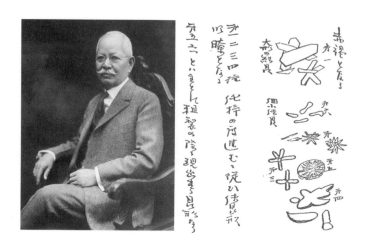

만년의 다카미네 조키치와 아드레날린 결정 스케치 (연구원 우에나카 게이조의 실험 노트에서) (출처: (왼쪽) 다카오카 시립 박물관에 보관된 다카미네 조키치 박사의 사진, (오른쪽)《다카미네 조키치의 생애 – 아드레날린 발견의 진실》, 이누마 가즈마사와 간노 도미오, 아사히 신문사)

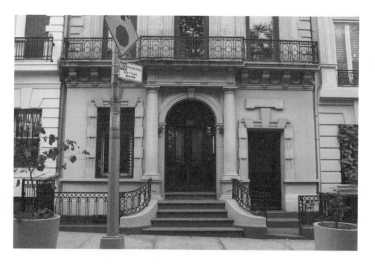

미국 뉴욕에 있는 예전 다카미네 조키치의 집(저자 사진)

호르몬 발견 연표

발견연도　　호르몬

발견연도	호르몬	발견연도	호르몬
1901	아드레날린	1973	소마토스타틴
1914	티록신(갑상선호르몬 중 하나)	1975	엔케팔린
1921	인슐린	1977	레닌
1929	에스트로젠	1977	에리스로포이에틴
1933	프로제스테론	1980	일산화질소(1988년 노벨생리의학상)
1935	테스토스테론	1980	GLP-1
1939	앤지오텐신	1981	CRH
1940	코티솔	1982	GRH
1942	ACTH	1984	ANP
1953	알도스테론	1988	BNP
1953	바소프레신	1988	엔도텔린
1953	옥시토신	1990	CNP
1957	글루카곤	1993	아드레노메둘린
1958	멜라토닌	1994	렙틴
1959	부갑상선호르몬	1996	아디포넥틴
1968	칼시토닌	1997	클로토
1969	TRH(1977년 노벨생리의학상)	1998	오렉신
1970	프로락틴	1999	그렐린
1971	LHRH	2000	FGF23
1972	성장호르몬		

먹으면 효과가 있는 호르몬, 먹어도 효과없는 호르몬

수많은 호르몬은 크게 두 가지로 나눌 수 있다. 먹어도 효과없는 호르몬과 먹으면 효과가 있는 호르몬이다. 앞에서 살펴본 호르몬 A가 먹어도 효과없는 호르몬, 호르몬 B가 먹으면 효과를 볼 수 있는 호르몬이다.

호르몬은 기본적으로 혈액을 타고 돌아다니는 물질이라, 혈액에 제대로 들어가지 않으면 효력을 발휘할 수 없다. 다른 말로 하면, 모든 호르몬은 혈액 속에 주사하면 제대로 된 작용을 할 거라고 기대할 수 있다. 그렇다면 호르몬을 먹으면 어떻게 될까?

인간의 몸은 65퍼센트가 산소로 이루어져 있다. 바닷물도 그 비율이 비슷하다. 우리 몸에 바다가 존재한다고 하는 이유이기도 하다. 두 번째로 많은 원소가 탄소다. 탄소는 지구 지표를 구성하는 물질의 0.08퍼센트에 불과 하지만, 몸속에서는 4퍼센트로 수분을 제외하면 절반이 탄소로 이루어져 있다. 탄소를 풍부하게 갖고 있다는 것은 생명의 증거다. 탄소는 몇 개짜리부터 수십만 개짜리까지 다양한 크기, 갖가지 상태와 형상, 각기 다른 기능을 가진 분자를 만들 수 있다. 바로 유기물질이다. 탄소로 된 유기물질이 존재하면서 최초의 생물이 탄생했다.

우리 몸의 근본이 되는 세포, 그 속에서 일하는 효소, 세포를 움직이는 에너지원, 우리 몸의 정보를 다음 세대에게 전하기 위한 정보원인 DNA 유전자까지 모두 탄소로 만들어져 있다. 이러한 물질은 만들어졌다 분리되고 또다시 만들어지는데, 결국 우리의 인생은 탄소의 순환 흐름에 의해 성립되는 셈이다. 이러한 탄소의 흐름을 대사과정metabolism이라고 한다.

호르몬도 물론 탄소로 만들어 진다. 백여 종이 넘는 호르몬은 크게, 탄소 물질 중 하나인 아미노산으로 만들어지는 그룹과, 역시 탄소 물질인 콜레스테롤로 만들어지는 그룹, 두 가지로 나눌 수 있다.

아미노산은 탄소와 수소로 이루어진 사슬에 아미노기와 카르복시기가 결합한 것이다(그림 참조). 단백질은 20종류의 아미노산으로 만들어진다. 단백질은 먹으면, 장에서 소화액에 들어있는 분해 효소에 의해 소화가 된다. 즉, 아미노산으로 만들어진 호르몬은 먹으면 뿔뿔이 흩어져, 몸의 영양분은 되지만 호르몬 본래의 역할은 할 수 없게 된다. 따라서 아미노산으로 만들어진 호르몬은 먹어도 효과가 없는 호르몬이다.

이런 호르몬은 주사로 혈관에 직접 주입하면 효과가 있다. 당뇨병에 효과가 있는 인슐린을 먹어서 치료하는 환자는 없다. 모두 주사로 보충하는데, 이는 인슐린이 먹어도 효과가 없는 호르몬이기 때문이다.

그에 반해, 콜레스테롤은 27개의 탄소로 이루어져 있는데, 탄소 여섯 개로 만든 고리 3개와 탄소 다섯 개로 만든 고리 1개가 연결된 구조다(그림 참조). 우리 몸에는 100~150그램의 콜레스테롤이 있는데, 달걀노른자(약 1400mg/100g), 말린 오징어(980mg/100g), 새

아미노산에서 유래한 호르몬(호르몬 A)

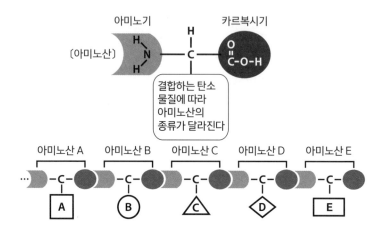

아미노산들은 아미노기와 카르복시기가 열차 차량처럼 이어져 있다

우(약 170mg/100g) 등에 콜레스테롤이 풍부하게 들어 있다. 우리는 간에서 하루에 무려 800밀리그램의 콜레스테롤을 만들어낸다. 콜레스테롤로 만들어진 물질을 통칭하여 스테로이드라고 부른다.

스테로이드는 보기에도 튼튼한 탄소 울타리를 갖고 있는데, 이 울타리는 스테로이드 핵이라는 탄소 골격으로 만들어져 있다. 콜레스테롤을 분해하는 효소의 기능을 막는 구조 덕분에 장에서 분해되지 않아, 먹더라도 호르몬 형태를 유지하며 몸에 흡수되기 때문에 어느 정도 효과를 볼 수가 있다. 그런 의미에서, 먹으면 어느 정도 효력을 발휘할 수 있는 호르몬이라고 할 수 있다.

다양한 호르몬이 질병 치료에 쓰이는데, 인슐린 등 아미노산으로 만든, 먹어도 효과가 없는 호르몬(호르몬 A)은 주사요법으로 사용된다. 그에 반해, 콜레스테롤로 만든, 먹으면 효과가 있는 호르몬(호르몬 B)은 스테로이드 호르몬으로 먹거나 바르는 약으로 사용된다.

아미노산으로 만든 호르몬(호르몬 A)과 콜레스테롤로 만드는 호르몬인 스테로이드 호르몬(호르몬 B)은 수명, 혈중농도, 세포에 작용하는 방식이 완전히 다르다. 아미노산 유래 호르몬은 혈중농도가 낮으며 효과가 빠르고 작용시간이 짧다. 콜레스테롤에서 유래한 스테로이드 호르몬은 효과가 늦게 나타나지만 효력은 오래 간다. 아미노산 유래 호르몬은 효소의 기능을 빠르게 바꿔 세포의 기능을 조절한다. 스테로이드 호르몬은 세포핵에 존재하는 유전자를 찾아가 그 기능을 천천히 바꾼다(그림 참조).

콜레스테롤에서 유래한 호르몬(호르몬 B)

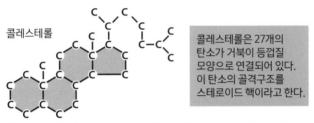

콜레스테롤

콜레스테롤은 27개의 탄소가 거북이 등껍질 모양으로 연결되어 있다. 이 탄소의 골격구조를 스테로이드 핵이라고 한다.

CH₂OH O OH
OH

O=

코티솔

CH₂OH O
OH
CHO

O=

알도스테론

CH₃ O

O=

프로제스테론(여성호르몬)

OH

O=

테스토스테론(남성호르몬)

콜레스테롤로 만들어진 스테로이드 핵을 가진 호르몬을 스테로이드 호르몬이라고 부른다.

'어느 한 쪽에 치우치지 않고 적절하게'라는 말이 있는데, 끝없이 흔들리는 인생을 살아가는데 필요한 도구인 호르몬은 즉효성과 지속성 모두를 갖춘 셈이다.

우리는 온몸에서 호르몬을 분비한다

20세기에 들어와 아드레날린을 시작으로 갑상선호르몬과 혈당을 내리는 인슐린 등 여러 호르몬이 잇달아 발견되었다(표 참조). 이런 호르몬을 고전적 호르몬이라고 한다. 고전적 호르몬은 호르몬을 만들기 위해 특별히 만들어진 장기(내분비 장기라고 부른다)에서 분비되어 혈액을 타고 다른 장기로 이동하여 그 기능을 발휘한다(그림 참조).

호르몬 발견의 역사에서 보면, 고전적 호르몬의 발견이 먼저 이루어졌으므로 그것을 정통파 호르몬이라고 생각할 수 있다. 실제로도 상당 기간 호르몬은 고전적 호르몬이 전부라고 알고 있었다. 하지만 이런 고전적인 호르몬도 생물 진화의 역사에서 보면 비교적 새로운 시대인 4억5천만 년에서 5억 년 전의 오르도비스기에 생물이 육상으로 진출하면서 생겨난 것이다. 육상 생활을 시작한 생물은 폐에서 얻은 산소를 온몸 구석구석까지 운반하기 위해 효율적인 순환계가 필요했다. 또 땅 위에서 빠르게 움직이기 위해서는 강력한 운동 기관도 갖추어야 했다. 그래서 혈압 조절에 관한 호르몬이나 칼슘 유지에 필요한 호르몬이 급속히 발달했다.

호르몬은 종류에 따라 세포에 작용하는 방식이 다르다

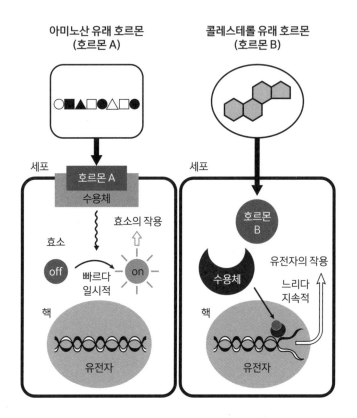

사실 고전적 호르몬은 호르몬 세계에서는 그야말로 신입생이나 다름없다. 호르몬 중에는 그보다 앞선 선배들이 많다는 사실이 최근 잇달아 드러났다. 1980년경에 그동안 호르몬을 분비하지 않는 것으로 알려져 있던 다양한 장기에서 호르몬을 만들고 있다는 사실이 밝혀졌다. 마침 내가 내분비학 전공의 대학원생이 되었을 무렵이었다. 혈관에서 혈관확장호르몬인 일산화질소NO(호르몬 중에 탄소를 포함하지 않는 드문 예외)를 분비한다는 보고가 발표됐을 때, 망치로 머리를 얻어맞은 듯한 충격을 받았다. 그 사실을 발견한 로버트 퍼치고트, 루이스 이그내로, 페리드 머래드는 노벨상을 받았다.

일산화질소는 기체다. 혈액이나 호르몬이 흐르는 파이프 같은 것이라고만 생각했던 혈관에서 기체가 나오고, 혈관 스스로 그 기능을 조절한다는 사실이 드러난 것이다. 일산화질소는 혈관에서 분비되고 불과 몇 초 뒤에 사라진다. 게다가 혈액을 내보내는 펌프인 심장에서도, 혈관을 넓히고 신장에서 소변과 염분을 배출하는 호르몬인 나트륨이뇨호르몬(나트륨이뇨펩티드)을 분비한다는 사실이 발견되었다. 이 호르몬은 대학원 시절의 내 연구 주제이기도 한데, 나는 나트륨이뇨호르몬이 뇌에 작용하여 염분을 섭취하고 싶어하지 않게 한다는 사실을 발견했다.

그 이후, 비만의 원인인 지방세포에서 먹는 것을 억제하는 렙틴이 분비된다는 것도 알아냈다. 소화 흡수에 관련하는 내장에서도 20종 이상의 호르몬이 분비되고 있고, 이들은 먹는 양과 종류,

분비된 호르몬이 세포에 작용하는 방식

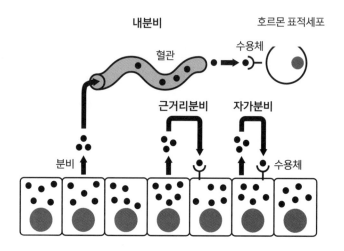

호르몬 분비세포

혈당 등을 조절한다. 심신을 안정시키는 작용을 하여 행복호르몬이라고 많이 알려진 세로토닌은 뇌 말고도 장에서 많이 만들어진다. 또, 위에서 분비되어 식욕을 촉진하는 그렐린도 발견되었다(소는 양, 벌집위, 천엽, 막창의 4개의 위를 갖고 있다. 우리에게 맛있는 고기를 제공해 주지만, 안타깝게도 정작 자신은 육식이 아니기에 엄청난 양의 풀을 먹어야 충분한 영양을 섭취할 수 있다. 따라서 위도 4개나 필요하다). 우리 온몸의 장기가 호르몬을 분비하는 것이 확실한 것이다.

호르몬과 힐링

의학의 발달로 이제는 죽을 병도 극복할 수 있게 되었다지만, 그만큼 평생 병을 갖고 살아야 하는 사람도 많아졌다. 암을 극복한 사람이 병이 나았다고 생각하면서도, 암이 재발할까 두려워 항암제를 계속 복용하는 것이 현실이다. 그들을 암 생존자cancer survivor라고 한다.

이런 의료 상황에서 보완대체의학Complementary and Alternative Medicine, CAM이 다시 주목을 받고 있다. 한방의학이나 침과 뜸을 이용한 동양의학, 인도의 아유르베다, 서양의 동종요법homeopathy나 아로마요법, 요가 등이다. 좌선, 기공, 태극권, 명상 등도 포함시킬 수 있다.

심신일여心身一如라는 말이 있다. 서양에서는 대개 몸과 마음을 따로 인식한다. 몸에서 영혼이 빠져나간다는 표현도 이 둘을 별개

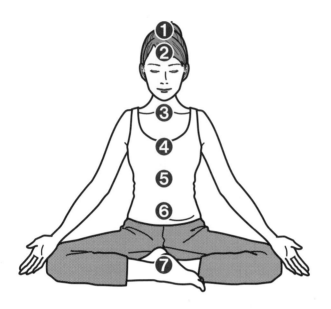

힐링을 위한 일곱 곳의 차크라(힐링 에너지가 주입되어야 할 곳).
호르몬이 분비되는 내분비 장기와 일치한다.

의 것으로 보기에 가능한 말이다. 그러나 동양에서는 본래 몸과 마음을 구별하지 않았다. 보완대체의학은 몸과 마음을 별개로 생각하지 않고 전체를 이루는 하나로 여겨, 마음을 위로하고 스트레스를 줄여 병을 치유한다는 생각에 기반을 둔다. 말기 암 환자의 동통(몸이 쑤시고 아픈 느낌) 완화, 뇌경색에 의한 마비를 풀어주는 재활 훈련 등에서 특히 효과를 발휘한다.

호르몬은 뇌의 명령에 따라, 우리 몸이 스트레스에 적절하게 반응하도록 도와준다. 그야말로 우리의 몸과 마음을 치유하고, 강하게 만들어주는 것이다. 그래서 나는 호르몬과 보완대체의학의 관계에 특히 주목하고 있다. 보완대체의학에 힐링이라는 치료법이 있다. 환자의 몸에 손을 얹거나 쓰다듬는 핸드 힐링이 대표적이다. 염분을 섭취하지 않고 살아가며 고혈압이 없기로 유명한 아마존 오지의 야노마미족 생활이 텔레비전에서 방영된 적이 있다. 샤먼이라는 무당이 기도와 의료를 겸한 힐링 행위를 행한다. 역사상 가장 오래된 의료법이라고 할 수 있을 것이다.

효과의 진위 여부는 접어두고 먼저 살펴볼 것은, 우리 몸에는 힐링 에너지가 주입되어야 할 일곱 개의 부위, 즉 차크라chakra가 존재한다는 힐링의 가르침이다(그림 참조).

위부터 순서대로 ①왕관 차크라, ②눈 차크라, ①목 차크라, ④가슴 차크라, ⑤태양신경총 차크라, ⑥선골 차크라, ⑦기저 차크라다. 이 일곱 개의 차크라는 각각 ①뇌의 송과체, ②뇌하수체, ③갑상선, ④심장과 가슴선, ⑤췌장, ⑥부신, ⑦생식선 장기를 가리킨다. 이 장기들은 모두 고전적 호르몬을 분비하는 내분비 장기다. 다시 말해 보완대체의학은 고전적 호르몬이 분비되는 곳, 즉 내분비 장기를 완벽하게 짚어내고 있다.

호르몬은 어떻게 생겨났을까?

호르몬은 생물의 진화 과정 중 언제쯤 생겨났을까? 35억 년이라는 지구 생명의 역사에서 생물은 두 번의 커다란 변화를 겪었다. 원인은 지구의 산소 농도 변화다. 약 30억 년 전, 세균은 태양에너지와 이산화탄소를 받아들여 스스로 영양분을 만들어내는 광합성을 발명하였다. 이때 배출된 산소는 당시의 많은 생물(핵이 없는 원핵생물)에게는 전혀 새로운 물질이었고, 또 상당히 해로운 것이었다. 하지만 이런 유독물질인 산소를 유용하게 사용하여 에너지 물질인 ATP를 만들어 내는 세균이 결국에는 나타나게 되었다. 그러자 이 세균을 흡수하여 이득을 보려는 다른 세균이 나타났다. 이들은 서로 공생을 하게 되면서 산소라는 독에서 벗어날 수 있었고, ATP를 통해 얻은 풍부한 에너지로 복잡한 세포 구조를 발달시켰다. 이렇게 하여 핵을 가진 진핵세포가 탄생했다. 산소를 받아들여 활용할 수 있는 세균이 바로 현재 미토콘드리아의 선조라고 할 수 있다(그림 참조).

두 번째 커다란 도약은 산소 농도가 한층 높아져 10퍼센트까지 도달했던, 약 5억4천만 년 전의 캄브리아기에 나타났다. 그때까지 혼자 살아왔던 세포가 서로 합쳐져 집단으로 살아가는 방법을 찾아내면서 여러 세포로 이루어진 하나의 몸(다세포 생물)을 만들어내게 된 것이다. 이것은 매우 큰 사건이다. 세포가 팀플레이 정신 'All for One, One for All'을 배운 것이었다. 이렇게 하여 생물종은 폭발적으로 증가했다(캄브리아기 대폭발). 그리고 하나의 몸을 구성하고 있는 세포들 사이에, 서로가 갖고 있는 정보를 교환할 필요도 생겨났다. 그 도구로 원시적인 호르몬이 탄생한 것이다.

그래서 사실은 모든 세포가 호르몬을 갖고 있다. 호르몬은 혈액을 거치지 않고 곁에 있는 세포에 정보를 전하는 방식(paracrine, 근거리분비)이나 자기 자신에게 작용하는(autocrine, 자가분비)방법을 이용하기도 한다. 이것은 지산지소라는, 그 토지에서 얻은 농작물을 그 토지에 사는 사람들이 먹는 방식인 셈이다. 그리고 이와 달리 혈액을 타고 멀리 떨어진 장기까지 여행하는 고전적인 호르몬의 작용 방식을 내분비endocrine라고 부른다. 호르몬의 처음의 존재 의미는 이와 같은 '서로 돕기'에 있다.

호르몬은 커뮤니케이션 도구

현대는 정보화 사회다. 정보는 호르몬에게도 매우 중요하다. 그렇다면 도대체 정보란 무엇일까? 우리는 혼자서는 절대 살아갈 수 없다. 혼자 있을 때는 알 수 없지만, 집단을 이루면 다른 사람이 이미 알고 있는 것을 서로 알 수 있게 된다. 이것이 정보다. 정보는,

미토콘드리아의 작용

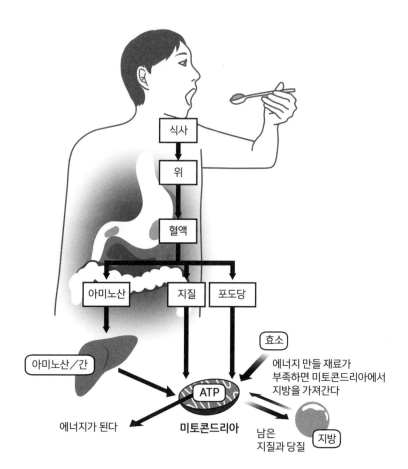

얼마나 얻기 어려운가, 혹은 얼마나 확실한가에 따라 그 가치가 정해진다. 또 정보는 다른 사람에게 전달한다는 것을 전제로 한다. 따라서 전달 방법 즉, 커뮤니케이션이 중요하다.

우리는 부모로부터 태어나, 성장하고, 아이를 낳고, 그리고 죽는다. 그동안 부모에게 받은 정보에 자신이 경험한 새로운 정보를 더해 새로 태어난 아이에게 전달한다. 한마디로 인생은 정보 전달 게임이라고 할 수 있다. 호르몬은 정보 전달 게임에서 서로가 가진 정보를 주고받기 위한 커뮤니케이션 도구다. 여기에서 '서로'란 세포 간 혹은 장기 사이이며, 인간들 사이(남녀 사이도 물론)도 포함된다. 즉, 호르몬은 생명의 대화 수단이라고 할 수 있다.

호르몬이 모든 상대에게 효력을 나타내는 것은 아니라고 했다. 세포가 호르몬을 받아들일 수 있는 수용체가 있을 때, 호르몬은 자신에게 맞는 수용체와 결합하여 비로소 작용한다. 라디오나 텔레비전에 비유하면, 전파가 호르몬이라면 전파수신기가 바로 수용체다. 수신기가 없으면 라디오나 텔레비전을 듣거나 볼 수 없는 것과 마찬가지다. 그래서 호르몬은 전달해야 할 상대에게만 분명하게 정보를 전달한다.

호르몬이 담당하는 커뮤니케이션 역할을 아래와 같이 크게 나눌 수 있다.

● 클로드 섀넌 외《커뮤니케이션의 수학적 이론》(일리노이대 출판부, 1949)

- **번식** – 임신, 출산, 육아를 순조롭게 진행한다.
- **성장** – 음식물을 확보하고 아이를 낳을 수 있는 건강한 몸을 만든다.
- **에너지 대사** – 섭취한 음식물을 소화하고 체내에 흡수하여 살아가기 위한 연료를 만든다
- **항상성 유지** – 성장하여 아이를 낳고 키울 때까지 필요한 시간을 벌기 위해 몸 상태를 늘 일정하게 유지하도록 조절한다. 즉, '흔들림 없는' 몸을 만든다.

몸의 여러 장기에서 만들어지는 호르몬은 마치 중국의 춘추전국시대처럼 곳곳에 군웅할거하면서 각각의 역할을 특정 부위에서 수행한다. 이런 호르몬의 움직임을 통솔하는 곳이 바로 뇌의 시상하부다. 이곳에서 온몸의 호르몬을 조절하는 다양한 사령관이 모여 통제본부를 만들어 지시를 내린다. 어릴 때 뇌종양이 생겨 통제본부인 시상하부 기능에 문제가 생기면 작은 키, 뼈 이상, 지능저하, 성 조숙, 생식기능 장애 등의 증상이 나타난다. 호르몬이 우리 뇌의 발달이나 몸의 성장, 아이를 낳는 능력에 얼마나 커다란 역할을 하는지 알 수 있을 것이다.

언제나 같은 상태를 유지한다

오모테나시お持て成し 라는 말이 있다. 다도에서 쓰는 말인데, 손님이 충분히 즐길 수 있도록 주인이 마음을 다해 대접하는 자세를 말한

다. '가식도, 거짓도 없다'는 말에서 유래했다는 설도 있는데, 충분히 설득력이 있다.

　일본의 대표적 전통료칸인 이시카와 현의 '카가야'에서는 오모테나시를 숙박객이 요구하기 전에 제공하는 것이라고 말한다. 문제가 일어난 후에 해결하는 뒤따르기 자세는, 안 하는 것보다는 낫지만, 많은 사람들이 감격하고 다시 찾게 하기에는 충분치 못하다. 항상 손님의 표정과 기분을 살펴 무엇을 원하는지 판단하고 예측하여, 적절히 대응하는 자세가 카가야의 꾸준한 인기 비결이다.

　오모테나시는 호르몬의 본질과 맞닿아 있다. 오모테나시에는 두 단계가 있다고 한다. 우선, 첫 번째는 상대방의 얼굴색이 조금이라도 바뀌게 되면, 불평이나 불만을 말하기 전에 먼저 대응하는 자세. 즉, 뭔가 문제가 생겼을 때 불편을 최소한으로 하는 것이다. 그러나 더 나은 것은 분위기를 살펴 이대로는 상대방이 불쾌해 할 것이라 예측하고, 기분이 언짢아지기 전에 대책을 취하는 것이다. 그러면 문제 자체가 일어나지 않을 수 있다. 이것이 바로 카가야의 영업철학이다.

　호르몬에서는 전자를 소극적 제어기구feedback, 후자를 적극적 제어기구feedforward라고 부른다. 사실 나는 의대생 시절에, 호르몬은 피드백 작용을 통해 몸 상태를 일정하게 유지하고, 그것이 호르몬의 본질이라고 배웠다.

　하지만 이렇게 생각해볼 수도 있다. 다른 예를 한 번 들어보자. 내 손자는 교토의 에이칸도 유치원에 다닌다. 젠린지의 에이

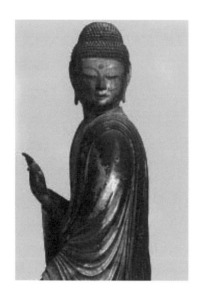

돌아보는 아미타불 (젠린지 에이칸도 소장)

칸도<ruby>禅林寺 水観堂</ruby>는 단풍이 아름답기로 유명한 곳인데, 본당에는 '돌아보는 아미타불'이 안치되어 있다. 고개를 왼쪽으로 완전히 돌려 어깨 너머로 우리를 바라본다(그림 참조). 자신보다 늦게 오는 사람을 기다리는 자세, 자신의 위치를 돌아보는 자세, 주의 깊게 주위를 살피는 자세를 상징한다고 한다. 나는 호르몬의 피드백 작용을 떠올릴 때면 언제나 이 불상의 모습이 떠오른다.

예를 들어, 음식을 먹고 혈당이 오르면 이를 알아차린 췌장이 혈당을 낮추는 호르몬인 인슐린을 내보내 혈당이 지나치게 오르지 않도록 한다. 나는 이것이 피드백 시스템의 전형이라고 배웠다. 과함을 억제한다는 의미에서 네거티브 피드백이라고도 부른다. 그러나 이것은 뒤쫓으며 처리하는 것일 뿐이다. 혈당이 극단적으로 오르지는 않겠지만 세심한 조절은 불가능하다. 심한 변동을 초래할 수도 있다.

하지만 건강한 사람은 어떤 음식을 먹든 혈당은 언제나 140 mg/㎗ 이하를 유지한다. 혈당이 크게 요동치지도 않는다. 우리 몸은 장에 음식물이 들어오면 신경에서 감지해 호르몬 분비세포가 장호르몬을 분비하기 시작한다. 혈당이 오르기 전에 하는 일인데, 장호르몬은 혈액을 타고 췌장으로 이동해 인슐린 분비를 서서히 늘린다. 이런 식으로 혈당의 급격한 상승을 억제하는 것이다. 즉, 장이 혈당이 오를 것이라고 미리 예측하여 호르몬을 분비한 것이다. 이것은 문제가 생기기 전에 미리 막는 피드포워드 기작이다. 오모테나시 정신, 그 자체라고 볼 수 있다.

호르몬은 이처럼 분비 시기와 작용해야 할 장기를 매 순간 절묘하게 판단해, 우리 몸을 최대한 일정한 상태로 유지하려 한다. 흔들림 없는 몸을 만드는 것이다. 이런 항상성의 유지야말로 호르몬이 갖는 최대의 특징이다.

'원피스' 호르몬, '건담' 호르몬

일본의 만화 문화는 세계 으뜸을 자랑한다. 2차 대전 후 《우주소년 아톰》을 읽은 세대가 뛰어난 기술의 일본을 만들어냈고, 《내일의 조》를 읽은 세대가 여론을 주도해 왔다고 보고 있다. 그 이후에는 1980년대의 건담과 2000년대의 원피스가 있다. 스즈키 다카히로는 자신의 책에서 1960년대에 태어난 세대와 1980년대에 태어난 세대 간의 의식 균열을 지적했다.● 그는 십대 시절의 사회 분위기와 당시에 읽었던 만화가 그 사람의 행동규범의 원형이 된다고 주장한다. 일본의 만화 역사에 찬연히 빛나는 메가 히트작, 〈기동전사 건담〉은 1979년에 방영을 시작했고, 《원피스》가 1997년에 연재를 시작하면서, 그 시절 십대를 보낸 세대에 큰 영향을 끼쳤다는 것이다.

나는 1957년생으로, 도쿄 올림픽과 신칸센 개통, 오사카 만국박람회를 거치며 일본의 고도성장을 실제 경험했다. '일본 최고 Japan As Number One'●● 라는 의식을 갖고 미국에서 유학을 했다. 이 세대에게 회사라는 집단은 자신이 속해야 할 둥지이자 홈그라운

드로, 회사가 잘 돼야 나의 생활이 윤택해질 수 있다는, 지금 같으면 미신으로나 취급할 사고방식을 갖고 있다. 멸사봉공이 성공을 위한 정공법이었다.

다시 돌아가, 〈기동전사 건담〉은 지구연방군과 지온공국의 대립 항쟁을 그리고 있다. 주인공인 아무로 레이는 지구연방군의 방식에 의문을 가지면서도, 명령을 받으면 '건담, 출동한다!'라고 외치며 라이벌 샤아와의 싸움에 나선다. 수직적 사회의 '건담 세계관'이다.

그러나 거품경제 붕괴 이후에 취직한 원피스 세대에게, 회사는 자신의 이익을 위해서라면 언제라도 쉽게 직원을 해고하는 집단이다. 성공의 기쁨은 알지도 못하고, 마지못해 일하는 사람도 적지 않다.《원피스》는 주인공인 루피를 중심으로 구성원 각자가 뚜렷한 개성을 가진 밀짚모자 해적단이 수많은 어려움에 맞닥뜨리고 이를 헤쳐나가는 이야기다. 이 집단에서 키워드는 동료와 서로 돕기다. 회사보다는 친구가 중요한 수평적 사회의 '원피스 세계관'이다.

원피스 세대가 십대일 때 **삐삐**가 등장했다. 그 이전에는 학교를 마치고 집으로 돌아오면 친구와 떨어져(집 전화로 자신을 찾는 일

●　스즈키 다카히로《원피스 세대의 반란, 건담 세대의 우울》(아사히신문 출판, 2011)
●●　하버드대 사회학과 교수인 에즈라 보겔이 1979년에 출간한 도서명. 일본 고도 성장의 비결을 경제적 측면뿐 아니라, 정치, 사회, 교육, 문화의 다방면에서 분석하여 제시하고 있다

은 비상시에나 일어나는 일이었다. 여자 친구가 집으로 전화를 하면 가슴을 두근거리며 누가 들을세라 목소리를 낮추고 통화를 하곤 했다), 개인적으로 시간을 보냈다. 그러나 삐삐가 등장하자 손쉽게 친구와 연락할 수 있게 되었다. 그리고 메일과 휴대폰이 등장하면서 원피스 세대의 소통 능력은 비약적으로 커졌다. 그리고 이들은 이런 환경에서 동료와 어울려 살아가는 방법을 익혀 갔다.

호르몬에는 이런 두 세대의 정신이 모두 살아 있다. 호르몬은 원래 자신과 같은 성격을 가진 주위의 동료 세포에 정보를 전달하는 탄소 물질이다. 즉, 원피스 세대의 물질이다. 그러나 몸 속의 장기가 한꺼번에 발달하게 되면서, 멀리 떨어져 있는 장기와 연락을 취해야 할 필요가 생겨났다. 그런 조정 역할을 뇌가 맡았다. 뇌는 감독, 각 장기는 선수인 셈이다. 감독이 없어도 선수 각자가 열심히 하면 시합이 가능하기는 하다(야구 경기에서 가끔 폭력 행위로 감독이 퇴장당하기도 하는데, 그래도 시합은 계속된다). 그러나 선수를 교체하거나 작전을 펼쳐 승리 가능성을 높이려면 역시 감독이 필요하다. 이 역할을 뇌가 맡는 것이다. 뇌 속의 시상하부라는 곳이 모든 내분비 장기의 호르몬 분비 관리센터다. 우선 시상하부의 신경세포(뉴런)에서 호르몬(CRH, GHRH, LHRH 등)을 분비한다. 신경세포는 한 개의 긴 돌기를 갖고 있고, 이 신경돌기의 끝에서 시상하부 호르몬이 방출된다.

사실 뇌와 다른 장기는 엄격하게 구분된다. 성의 안과 밖을 돌담으로 구분하거나, 높은 담을 세워 교도소 안과 밖을 구분하

시상하부 – 뇌하수체 – 내분비 장기의 수직적 관계

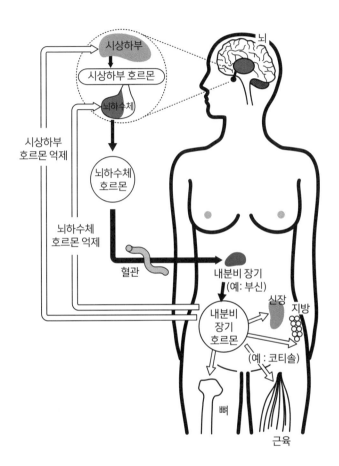

는 것과 마찬가지다. 이렇게 분리된 뇌 혈관 구조를 뇌-혈관 장벽 blood-brain barrier이라고 한다. 하지만 뇌에는 혈액이 자유로이 지나는 곳이 몇 군데 있다. 시상하부 근처의 정중융기도 그 중 하나다. 신경세포에서 분비된 시상하부 호르몬은 이곳에서 혈액으로 들어가, 뇌 바로 아래에 빨판상어처럼 붙어있는 뇌하수체에 다다른다. 그리고 뇌하수체가 뇌하수체 호르몬(성장호르몬, ACTH, TSH, LH, FSH 등)을 분비하도록 자극한다.

이렇게 분비된 뇌하수체 호르몬은 이번에는 혈액을 타고 흘러, 각자 표적으로 삼는 온몸의 고전적 내분비 장기에 도달해, 각 장기가 호르몬을 분비하도록 자극한다. 갑상선에서는 갑상선호르몬, 부신에서는 코티솔, 고환과 난소에서는 남성호르몬이나 여성호르몬, 간에서는 IGF-1(인슐린유사성장인자)이 분비된다. 이렇게 내분비 장기에서 분비된 호르몬은 혈액을 통해 각각의 수용체가 있는 여러 장기에 작용한다.

그런데 내분비 장기에서 분비된 호르몬은 각각의 수용체가 있는 장기에 작용하면서, 동시에 시상하부와 뇌하수체에도 흘러 들어가, 해당 호르몬의 분비를 자극한 시상하부 호르몬과 뇌하수체 호르몬의 분비를 억제하기도 한다. 호르몬 농도가 솟구치거나 떨어지지 않고 일정한 범위 안에 머무를 수 있는 이유다. 그야말로 훌륭한 네거티브 피드백 기구라고 할 수 있다. '시상하부-뇌하수체-고전적 내분비 장기'라는 계층구조는 완전한 수직적 사회이자 건담 사회라고 할 수 있다(그림 참조).

수직적 호르몬 분비의 정점에 있는 시상하부에서는 뇌의 다른 부위로부터 여러 정보를 끌어온다. 기분 좋다, 즐겁다 또는 기분 나쁘다, 무섭다, 긴장된다와 같은 기분의 근원을 정서라고 하는데, 정서는 쾌감중추에서 맡고 있다. 쾌감중추는 시상하부를 둘러싸고 있으며, 도파민이라는 물질을 사용해 시상하부에 강한 자극을 유발한다. 도파민은 관심이 가는 것은 어떻게 해서든 갖고 싶다는 느낌을 갖게 한다. 그 물건을 손에 넣으면 짜릿하리만치 기분이 좋다고 느낀다.

마약은 도파민이 뇌에 흘러 넘치게 만든다. 그래서 마약을 끊으면 그 즉시 금단증상이 나타난다. 스트레스가 많아지면 도파민 분비에 변화가 생겨 쾌감중추가 제 역할을 못 하면서 호르몬 균형이 쉽게 무너진다.

스트레스 외에 빛도 강한 자극이 된다. 우리는 태양과 함께 살아간다. 밤과 낮이 바뀌고, 계절이 변할 때마다 태양광의 변화에 따라 호르몬이 조절된다. 망막으로 받아들인 빛에 관한 정보는 시신경을 통해 최종적으로 대뇌 가장 뒤쪽에 있는 후두엽에 도착한다. 하지만 빛에 관한 정보는 망막을 통해 뇌로 전달되지만, 그보다 망막 가까이에 있는 시교차상핵이라는 신경세포에 먼저 도달한다. 시교차상핵은 바소프레신이라는 호르몬을 분비하고 시상하부에 명령을 내린다. 이렇게 빛에 관한 정보는 호르몬 정보로 변환되어, 수직적 정보 전달 시스템을 통해 온몸의 장기 리듬을 결정한다.

바소프레신은 원래는 뇌 아래에 붙어있는 뇌하수체에서 분비되는 고전적 호르몬으로 발견되었다. 소변이 과다하게 방출되는 것을 막아주어, 항이뇨호르몬이라고도 한다. 이 호르몬이 나오지 않게 되면 소변이 너무 많이 만들어지는 요붕증이라는 병에 걸리는데, 하루 방출하는 소변량이 5리터가 넘는 경우도 있다. 환자는 온종일 밤낮을 가리지 않고 화장실에 드나들어야 해서, 외출이나 여행도 할 수 없다. 이처럼 바소프레신은 뇌(시상하부)와 뇌하수체에 존재하며 각각 다른 기능을 한다. 그러나 어느 쪽에 위치하든 바소프레신은 빛에 따라 작용하므로 밤과 낮의 행동을 확실하게 구분하는 역할을 한다. 최근 연구에서는 시상하부에 있는 바소프레신 분비 기능이 나빠지면 이른바 시차 부적응이 일어난다는 흥미로운 사실이 밝혀지기도 했다.

'원피스'라는 이름의 유래는 작가인 오타 에이치로만이 안다고 하는데, 하나뿐인 큰 보물과 관련이 있다고 한다. 그러나 언뜻 원은 하나, 피스는 평화를 떠올리게 한다. 왠지 모르게 나는 원피스가 뜻하는 것과 호르몬이 목표로 하는 것이 닮았다는 생각이 든다.

건담 세대와 원피스 세대는 집단에 소속되어 있을 때 가장 소중히 여기는 것이 다르다. 하지만 자신이 속한 집단 내부의 화합을 지키겠다는 자세는 크게 다르지 않다. 근대 생리학의 아버지인 클로드 베르나르는 이런 특성을 '내부 환경의 고정성'이라고 불렀다. 그의 훌륭한 점은 1865년에 발간한 《실험의학 연구》에서 "정상(건강)과 이상(병)은 결코 다른 것이 아니라 연속하는 것이며, '내부 환경의 혼란'이야말로 병"이라고 지적한 부분에서 찾을 수 있다. 이후에 미국의 생리학자 월터 캐논은 내부 환경의 유지, 즉 '흔들림 없는 몸'을 항상성homeostasis이라고 불렀다.

호르몬은 온몸의 항상성을 유지해 우리가 병에 걸리지 않고 평화롭게 살 수 있게 하는 '원피스의 근원'이다. 호르몬의 힘은 상당히 강력하다. 우리 몸이 길이 50미터 수영장에 가득 채워진 물이라면, 호르몬은 단 한 스푼 만으로도 그 위력을 충분히 발휘할 수 있다.

사람마다 각자 자신에게 맞는 호르몬이 있다

인종이 다르더라도 인간의 혈관 속을 흐르는 호르몬은 전세계 공통이다. 미국인의 인슐린과 인도인의 인슐린은 다르지 않다. 그러나 진화를 거듭하면서 호르몬도 그에 맞춰 진화해, 초파리의 인슐린과 쥐의 인슐린은 그 구조가 달라졌다. 지금은 유전공학의 발달로 인간의 인슐린을 대장균에서 대량으로 만들 수 있다. 하지만 내가 인턴이었을 때만 해도 식육 처리를 한 소의 췌장에서 인슐린을 추출하여 환자에게 투여하곤 했다. 소와 인간의 인슐린은 약간 다르기는 하다. 그래도 인간의 인슐린이나 소의 인슐린이나 혈당을 낮추는 힘에는 큰 차이가 없다. 다만, 소의 인슐린을 인간에게 주사하면 항체가 생겨 알레르기 반응을 일으키거나 사용하는 중에 효능이 떨어지는 일이 종종 있었다. 그에 반해, 인간의 인슐린은 인종, 성별, 연령을 가리지 않고 어떤 인슐린이든 안전하다. 호르몬에 국한해서 본다면, 모든 인류는 형제다.

그렇더라도 인종에 따라 호르몬을 분비하는 힘이나 효능에는 차이가 있다. 일본인보다 서양인 중에는 뚱뚱한 사람이 많다. 체질량 지수, 즉 몸무게(kg)를 키(m)의 제곱으로 나눈 값은 비만의 정도를 나타내는데, 일본에서는 25이상을 비만이라 진단하고, 유럽과 미국에서는 30이상을 비만이라 한다. 일본 인구 중 체질량 지수 25이상인 사람은 30퍼센트인데 비해, 유럽과 미국에서는 30이상이 30퍼센트나 될 정도로 비만 인구가 많다. 만약에 서양에 일본의 기준을 적용하면 대부분이 비만 진단을 받게 될 것이다. 따라서 유럽과 미국에서는 좀 여유있게 30이상을 비만 기준으로 삼고 있다.

비만 빈도가 이렇게 다른 이유는, 음식물의 질과 양이 완전히 다르다는 것을 우선 꼽을 수 있다. 서양인은 놀랄 만큼 잘 먹는다. 그러나 사실은 인슐린을 분비하는 힘의 차이가 상당히 큰 역할을 한다. 인슐린은 여분으로 섭취한 열량을 지방으로 바꿔 지방세포에 모아두는 기능이 있다. 서양인은 인슐린을 충분히 분비할 수 있어서 기름기가 많은 음식을 잔뜩 먹었을 때, 사용하고 남은 열량을 지방으로 금방 바꾼다. 일본인은 췌장이 약해 분비되는 인슐린양이 적어, 많이 먹어도 남는 영양분을 지방으로 축적할 수가 없다. 그래서 일본인은 서양인만큼 살이 찌지 않는다. 그러나 남은 열량을 처리해야 하는 현실은 어떻게든 남는다. 남아도는 열량은

간이나 근육에 쌓여 지방간을 만들고, 대사증후군을 재촉하게 된다.

아프리카에서 태어난 우리 조상 호모 사피엔스는 약 10만 년 전, 아프리카를 떠나 세계 각지로 옮겨가 살았다. 먹을 것도 많지 않은 북쪽에 정착한 사람들은 극도로 추운 날씨에 살아남기 위해, 귀한 음식물을 최대한 아껴 몸속에 축적하고 두꺼운 피하지방 코트를 몸에 둘러야 했다. 그래서 이들은 인슐린을 분비하는 기능이 발달했다. 그런데 이보다 더 추운 북극에 가까운 나라에서는 1형 당뇨병 환자가 많은 것으로 알려졌다. 1형 당뇨병이란, 면역 때문에 췌장이 망가져 인슐린이 분비되지 않아 생기는 당뇨병이다. 당시 이 지역에서 치사량이 높았던 1형 당뇨병이 발병한 데에는 이유가 있다. 지나치게 추운 지역에서는 1형 당뇨병에 걸려 혈액 내 포도당 농도가 아주 높아지면 혈액이 얼지 않을 수 있기 때문이라고 한다. 이처럼 호르몬은 생활 환경까지 충분히 고려하고 있다.

호르몬 건강은 유전 만큼이나 환경이 중요하다

병원이 있는 도쿄와 집이 있는 교토를 왕복하다 보면 요즘 놀랄 만큼 외국인 관광객이 늘었다. 아시아인은 얼굴이 비슷해서, 일본인인 줄 알았는데 다른 나라말을 하는 모습을 보고 놀라는 일도 종종 있다. 그러나 유심히 관찰하면 그들의 말과 행동은 일본인과 확연히 다르다.

중국인은 대체로 말이 많다. 말수가 적은 일본인 입장에서는 가끔 시끄럽게 들릴 정도로 늘 즐거운 듯 큰 소리로 이야기를 한다. 그들의 적극성도 놀랍다. 인구가 많은 중국인은 자신의 의사를 확실하게 밝히고 스스로 나서서 행동해야 살아남을 수 있다는 교훈이 자연스럽게 몸에 배어 있다.

소극적이며 양보를 미덕이라고 어릴 때부터 철저하게 배운 일본인은 자칫 당황하기 일쑤다. 도호쿠 대지진 때, 편의점이 무너졌어도 약탈하는 일 없이 길게 줄을 서서 음료수를 사는 일본인을 보고, 전 세계 사람들이 경탄과 칭찬을 보냈던 일이 기억에 새롭다.

같은 아시아인인데 어째서 이렇게까지 성격이 다른 걸까? 사교적으로 만드는 호르몬, 전투적으로 만드는 호르몬, 꾹 참게 하는 호르몬, 여러 사람을 배려하는 호르몬, 이런 호르몬 유전자는 어느 인종이든 다 똑같이 갖고 있다. 그러나 호르몬 분비가 잘 되는 체질이나 호르몬에 대한 감수성은 태어나 자라는 환경과 성장 방식에 크게 좌우된다는 연구 결과가 최근 나오고 있다.

우리가 부모로부터 물려받은 유전자는 평생 바뀌지 않는다. 세포에서 호르몬이 분비되어 다른 세포의 수용체에 결합해 작용을 발휘하기까지 수많은 유전자가 관여한다. 하지만 우리가 가진 이러한 유전자의 구조 차이에서 호르몬 작용의 개인차가 결정되는 일은 극히 드물다. 최근 부모에게 물려받은 유전자 자체는 변하지 않아도, 태어난 뒤의 영양 상태 혹은 부모에게 받는 애정의 강도에 따라 아이가 받는 스트레스가 달라지고 그에 따라 유전자의 기능

후성유전에 의한 유전자 조절 메커니즘

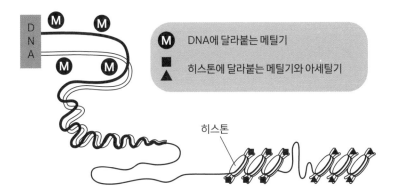

DNA

M M
M M

M DNA에 달라붙는 메틸기

■
▲ 히스톤에 달라붙는 메틸기와 아세틸기

히스톤

이 바뀐다는 사실이 드러나 의학계에서 관심을 집중하고 있다.

유전자, 즉 DNA를 실 한 가닥에 비유하면 DNA라는 실은 히스톤이라는 단백질 실패에 감겨 있다. 히스톤이 DNA를 적당히 풀면 유전자가 움직이기 시작하는 것이다(그림 참조). 태어난 후 받게 되는 스트레스에 따라, DNA나 히스톤에 특정 탄소화합물(메틸기, 아세틸기 등)이 달라붙거나 떨어져 나간다는 사실이 밝혀졌다. 그 결과 DNA를 풀어주는 정도가 조절되면서 유전자의 기능이 바뀌는 것이다.

이런 변화를 후성유전학(epigenetics, epi- 는 '넘다'는 뜻으로, 선천적 유전자의 구조를 뛰어넘는 조절을 의미한다)이라고 한다.

특정 탄소화합물이 유전자에 달라붙거나 떨어지면 스트레스가 사라져도 꽤 오랫동안, 혹은 평생 그 흔적이 남게 된다. 따라서 젊은 시절의 생활 습관에 의해 생긴 유전자 기능 변화가 이후의 생활에 지속적으로 유지될지도 모른다. 즉, 젊은 혈기라는 것이 꽤 오랫동안 영향을 미칠 수도 있다는 의미다.

모두 같은 호르몬을 갖고 있더라도, 생활 습관이 다르면 후천적 유전에 의해 호르몬의 효력은 크게 달라진다. 또 후천적 유전에 의한 유전자 기능 조절에, 스트레스에 대항하는 호르몬이 큰 역할을 한다는 사실도 밝혀졌다. 아무래도 호르몬은 핏줄보다 환경이 중요한 듯하다.

2장

내 몸에 꼭 필요한
10가지
호르몬

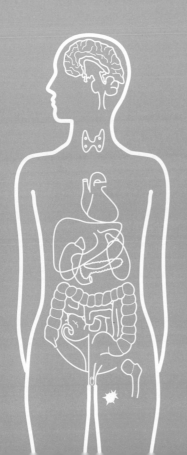

우리는 1장에서 호르몬이 얼마나 다양한 역할을 하는지 알아 보았다. 그런데 우리 몸에는 이런 호르몬이 100여 가지나 있다. 그들은 정말 다양한 얼굴을 하고 있다. 예전부터 내려오는 경구에 '나무를 보지 말고 숲을 보라'는 말이 있지만, 나는 이 가르침을 별로 좋아하지 않는다. 어쩌다 숲 전체의 분위기를 알 수 있다 해도, 거기에 살고 있는 나무 한 그루 한 그루를 제대로 보지 못한다면, 숲이 가진 진정한 가치를 이해하기 어렵기 때문이다.

2장에서는 각기 다른 특징을 지닌 10개의 호르몬을 골라서 설명한다. 그 동료들까지 포함하면 이번 장에 50여 개의 호르몬이 등장한다. 여기에 소개하는 열 가지 호르몬을 알게 되면 몸 속 대부분의 호르몬을 어느 정도는 이해할 수 있을 것이다. 이렇게 그들의 특성을 하나하나 알아가면서 호르몬을 보다 가깝고 친숙하게 느꼈으면 한다. 생활 속에서 호르몬을 잘 다루게 되면 몸과 마음 모두 튼튼해져 건강하게 살아갈 수 있을 것이다.

나는 일본 교토 출신이다. 교토에 있는 수많은 절 중에서도 널리 알려진 산주산겐도(三十三間堂, 교토 히가시야마 구에 있는 불당)를 즐겨 찾는다. 서른세 개의 기둥 사이에 천 개의 천수관음상이 늘어선 광경은 그야말로 압권이다. 불상의 숲이 따로 없다. 그곳에서 부처님 하나하나의 얼굴을 보다 보면 자신과 같은 표정의 부처님을 반드시 만난다고 한다. 이번 장을 읽으며 자신에게 꼭 필요한 '나만의 호르몬'을 찾아보길 바란다.

오래 살고 싶다
성장호르몬

인간이 원숭이보다 오래 사는 이유

예로부터 늙지 않고 죽지 않는 것은 인간의 오랜 소망이었지만, 누구도 그 방법을 찾아내지 못했다. 생로병사의 도도한 흐름은 어느 누구도 거스를 수 없다. 하지만 그나마 인간이 찾아낸 비법(?)이 하나 있다. 바로 '인생의 흐름을 늦추는' 것이다. 그러면 우리의 수명은 자연히 늘어난다. 즉, 단숨에 성장하지 않고 천천히 자란다면 수명을 길게 늘릴 수 있는 것이다. 우리 인간 호모 사피엔스는 '단숨에 성장하지 않는다'는 전술로 원숭이로부터 진화에 성공할 수 있었다.

인간이 원숭이로부터 진화하는 과정에서 가장 중요한 단계는 직립보행이었다. 그리고 그것은 엄지발가락 덕분에 가능할 수 있었다. 원숭이도 나무에서 떨어진다는 말이 있는데, 원숭이는 엄지발가락이 안쪽을 향하고 있어 나무에서 떨어지지 않도록 발과 다리로 나무를 잡을 수 있다. 하지만 지상에서 직립보행을 하려면 이런 형태의 발가락으로는 제대로 걸을 수가 없다. 그에 반해, 인간의 엄지발가락은 곧게 뻗어있다. 엄지발가락이 휘어있지 않아, 체중을 안정적으로 지지하며, 걷거나 뛰고 점프도 할 수 있다.

그런데 원숭이도 어미 배 속에 있을 때, 초기 단계에는 엄지발가락이 곧게 뻗어있다. 하지만 시간이 지나면서 점점 안쪽으로 구부러진다. 즉, 우리보다 '더 자란' 몸으로 태어나는 것이다. 그렇지만 인간은 '덜 자란 상태로 태어나' 곧은 엄지발가락을 가질 수 있다. 우리는 태어난 뒤에도 엄지발가락이 구부러지거나, 고릴라처럼 온몸이 털로 뒤덮인 거구가 될 가능성이 없다. 다시 말해, 인간은 어리게 태어나고 그 뒤로도 '계속 어린 채 살아가는 체질'을 획득한 것이다.

인류가 탄생한 것은 지금으로부터 약 700만 년 전이다. 그리고 약 20만 년 전에 호모 사피엔스(슬기로운 사람)가 출현했다. 그때까지 적어도 26종의 인류가 등장했지만, 모두 다 멸종했다. 살아남은 것은 우리의 조상, 호모 사피엔스뿐이다. 그 이유 중 하나는 호모 사피엔스만이 '어린 채 살아가는' 것에 성공했기 때문이다.

원래 우리 조상은 다른 종에 비해 훨씬 연약한 몸을 갖고 있었다. 힘에서 다른 유인원 종에게 밀린다는 것을 깨달은 그들은 더욱 민첩하고 빠르게 걸어 다니며 먹이를 구해야 했다. 두 손을 자유롭게 유지하고, 두 발로 빠르게 걷기 위해서는 골반이 좁아지면서 그 형태가 바뀌어야 했고, 결국 산도産道가 좁아져 버렸다. 그러면서 우리의 조상은 어리고 작은 아기를 출산하게 된 것이다.

호모 사피엔스는 작은 골반을 가짐으로써 훨씬 민첩하게 움직일 수 있게 되어 영양가 높은 먹잇감을 포획할 수 있었다. 음식의 영양가가 낮아 끊임없이 먹어야 할 필요가 없어진 것이다. 덕분에 남는 시간이 생겼고, 오랜 시간 사냥을 할 수 있게 되었다. 또 불을 사용할 줄 알게 되면서 음식물을 요리할 수 있게도 되었다.

불에 익힌 음식을 먹으면서 장이 길 필요가 없게 되자 그 길이가 점점 짧아졌고, 장을 돌던 혈액은 뇌로 보내졌다. 350그램이던 뇌 중량은 두 배인 800그램으로 늘어났다. 그 무렵부터 인간은 태어난 뒤에 성장을 거듭하지 않고, 어린 상태를 지속적으로 유지한 채로 살아갈 수 있게 되었다. 수명은 비약적으로 늘어나 훨씬 긴 활동시간을 확보할 수 있었고, 뇌의 무게는 1200그램까지 커졌다. 호모 사피엔스는 문자 그대로 영리해져, 유일하게 살아남은 인류가 될 수 있었다.

천천히 성장하면 오래 산다!

우리 몸의 성장을 조절하는 호르몬은 세 가지다. 성장호르몬, 갑상선호르몬, 성호르몬(남성호르몬, 여성호르몬)이다. 갑상선호르몬과 성호르몬은 성장호르몬의 작용을 조절하여 성장에 영향을 미친다. 성호르몬은 사춘기 때 활발히 분비되는데, 이 시기에 키가 훌쩍 자라는 것은 체내에 많아진 성호르몬이 성장호르몬의 분비를 촉진하기 때문이다. 즉, 성장의 제어는 성장호르몬이 맡고 있다.

인간이 원숭이로부터 진화하면서, 평생을 상대적으로 덜 자란 몸으로 오랜기간 살 수 있었던 것은, 성장호르몬의 작용이 너무 과하지 않도록 몸 구조를 갖췄기 때문이다. 성장호르몬은 뇌하수체에서 분비되는데, 뇌하수체에 종양이 생겨 성장호르몬이 과다 분비되는 병이 있다. 말단비대증이다. 이 병에 걸리면 손발이 커져 반지를 빼지 못하거나 신발 크기가 맞지 않게 되면서 병원을 찾아오곤 한다.

가장 큰 변화는 얼굴에 나타난다. 나는 평소 의대생의 임상실습 때 "병동에 말단비대증 환자가 있으면 반드시 보는 게 좋습니다. 이 병에 걸린 환자의 얼굴은 한번 보면 평생 잊혀지지 않으니까, 이후에 언제 어디서든 말단비대증 환자를 보면 검사 없이 신속히 진단을 내릴 수 있습니다"라고 말한다. 환자에게는 엄청난 실례지만, 교육을 위해 학생에게는 '환자의 얼굴이 고릴라를 닮아간다'고 가르친다. 말단비대증 환자는 얼굴이 큰데, 특히 턱과 코, 입술이 특정한 형태로 변하면서 눈썹 위쪽이 부풀어 오른다. 실제로 고릴라 같은 얼굴이 된다(그림 참조). 이것은 어쩌다 그렇게 된 것이 아니다. 말단비대증에 걸리면 성장호르몬이 과다 분비되어 인간이 갖고 있는 '어리게 태어나, 어린 채 살아간다'는 규칙이 깨지

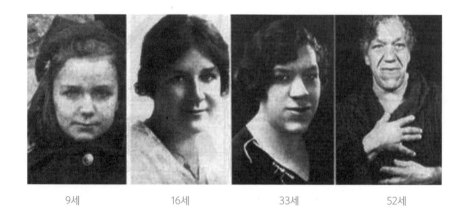

| 9세 | 16세 | 33세 | 52세 |

말단비대증 환자의 얼굴 모습 변화

면서, 선조의 형질이 나타나기 때문이다.

성장호르몬이 과잉 분비되면 외관만 바뀌는 것이 아니다. 치료를 하지 않으면 말단비대증 환자는 오래 살 수 없는데, 그 이유는 신장이 커지면서 소금 흡수량이 늘어나 고혈압에 걸리기 때문이다. 그리고 암에 걸리기 쉬워진다는 것 또한 수명을 단축하는 원인이다.

암은 장기를 만드는 세포가 끊임없이 늘어나면서 발생한다. 성장호르몬은 간에 작용하여 lGF-1(인슐린유사성장인자)이라는 호르몬을 분비하게 한다. lGF-1은 근육이나 뼈에 작용하여 성장을 촉진한다. 성장호르몬이 조절되지 않고 과다하게 분비되는 말단비대증 환자는 lGF-1 호르몬도 많이 분비되어 세포의 증식을 촉진하면서 암에 걸리기 쉬워지는 것이다. 말단비대증 환자가 입원하면 증상이 없더라도 암에 걸리지 않았는지 반드시 전신검사를 하는데, 가끔 암의 전 단계인 대장 용종이 발견되기도 한다.

라론 증후군이라는 특이한 병이 있다. 성장호르몬의 수용체에 이상이 생기는 병으로, 성장호르몬이 분비되어도 그 기능을 제대로 발휘하지 못하는 병이다. 이 병에 걸리면 성장이 멈춰 키가 자라지 않고, 암이나 당뇨병에 걸리는 빈도가 낮고 장수하는 것으로 알려져 있다. 동물 실험에서도 성장호르몬이 작용하지 않게 유전자를 조작한 동물의 수명이 길다는 사실이 입증되었다.

조지 루카스 감독의 영화 〈스타워즈〉에는 요다라는 인물이 나온다(그림 참조). 키가 66센티미터에 불과한 제다이 마스터로, 은하

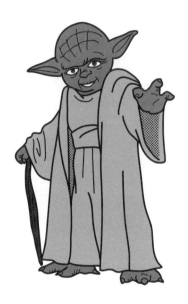

<스타워즈>의 요다는 노인이지만 얼굴은 어리다

에서 유일하게 그랜드 마스터라 불리는 살아있는 전설이다. 생김새는 노인이지만, 얼굴만은 어린아이처럼 어린 모습이다. 전투에 나서면 광선검을 손에 들고 자유자재로 뛰어다니는데, 실력은 제다이 역사상 최강으로 숙적 다스 시디어스와 어깨를 나란히 한다. 이렇게 젊음을 유지하고 장수하는 비결은 바로 성장을 멈추었기 때문이며, 그것은 곧 강한 힘으로 이어졌을 것이다.

말단비대증은 100만 명에 40~60명꼴로 발병한다. 그래서 대부분 자신과는 상관없다고 생각할는지도 모른다. 그렇지만 우리가 무시하지 말아야 할 것이 하나 있다. 최근 비만 인구가 증가하면서 대장암, (폐경 후) 유방암, 자궁암, 식도암, 담낭암 등 암에 걸릴 확률이 높아지고 있다는 점이다. 그런데 비만이 되면 왜 암에 걸리기 쉬울까? 사실은 IGF-1의 기능이 지나치게 강력하다는 것이 하나의 요인으로 작용한다. 비만으로 신체 사이즈가 커지면 IGF-1의 작용 또한 활발해진다. 성장과 암은 동전의 양면과 같아, 모든 사람에게 간과할 수 없는 심각한 문제라고 할 수 있다.

아이는 잠을 잘 때 자란다

우리는 성장을 하면서 장수도 함께 하려고 한다. 성장호르몬은 하루종일 같은 양이 꾸준하게 분비되는 것이 아니라, 뾰족한 압정처럼 스파이크 형태로 분비된다. 짧은 시간 동안 혈액 내 호르몬의 농도를 높여 필요한 부분의 성장만 촉진하는 것이다. 그리고 스파이크 형태로 농도가 높아지지 않으면 성장호르몬이 그 기능을 충분히 발휘하지 못한다는 사실도 밝혀졌다. 성장호르몬은 단지 많기만 하다고 좋은 게 아닌 것이다.

잠을 충분히 자야 키가 잘 자란다는 말이 있는데, 어느 정도 맞다고 할 수 있다. 성장호르몬은 수면 중에 많이 분비되기 때문이다. 그런데 왜 자는 동안 성장호르몬이 많이 분비되는 걸까?

잠을 자는 동안에는 음식물을 먹지 않아 자연스레 혈당 수치가 떨어진다. 그 상태로 계속 간다면 뇌의 혈당이 떨어져 혼수상태에 빠진 뇌는 다시 깨어나지 못할 것이다. 성장호르몬은 이런 저혈당 위기에 빠지지 않도록 자는 동안 활발하게 분비된다. 성장호르몬에는 지속적으로 IGF-1의 분비를 재촉해 성장을 촉진하는 것 외에 중요한 기능이 하나 더 있다. 짧은 시간 내에 혈당을 올리는 기능이다. 간에 비축한 글리코겐을 분해하여 포도당을 만들고, 지방조직에서 중성지방을 분해하여 에너지원을 만든다.

어리게 태어난 인간의 아기는 성장하면서 뇌가 점점 발달하는데, 이때 막대한 에너지가 필요하다. 5세 이하의 유아는 뇌 기능에 기초 대사 에너지의 40~85퍼센트를 소비한다(성인은 16~25퍼센트). 아기의 뇌는 이렇게 많은 당분을 필요로 하기 때문에, 아기들은 잠을 자는 사이에 저혈당에 빠질 위험이 클 수 밖에 없다. 그래서 한창 자랄 때는 신체 성장을 위해, 그리고 뇌가 저혈당에 빠져 지능 저하를 초래하지 않게 하려고 성장호르몬이 반드시 필요하다. 잠을 잘 자는 아이들은 그래서 성장호르몬을 많이 분비하는 것이다.

즉, '아이는 잠을 자면서 자란다'고 할 수 있다.

도야마 대학의 세키네 미치카즈 교수는 늦게 자는 어린이는 살이 찌기 쉽다는 연구결과를 발표했다. 취침 시간이 늦은 아이는 아무래도 수면시간이 부족해 아침에 늦게 일어나기 마련이다. 그러면 아침 식사를 거르는 날이 많아진다. 또 이런 가정에서는 아이가 혼자 밥을 먹는 일이 종종 있는데, 그러다 보면 바른 식습관을 갖기 어려워져 아이가 비만해진다는 것이다.

잠을 충분히 자지 않는 아이는 살이 찐다는 주장은 성장호르몬으로도 충분히 설명할 수 있다. 수면시간이 짧아져 성장호르몬이 부족하면 지방을 잘 연소하지 못한다. 이 현상은 성인이 된 다음에도 문제가 된다. 성장이 끝난 성인이라도 성장호르몬이 부족하면, 복부비만 체형이 되기 쉽다. 나쁜 콜레스테롤(저밀도지단백 LDL 콜레스테롤)도 증가한다. 의욕 저하, 정력 감퇴를 호소하는 사람도 있고, 협심증과 같은 혈관병변에 걸리기도 쉬워진다. 이러한 상태를, '성인 성장호르몬 분비부전증'이라고 하는데 최근 주목을 받고 있다. 성장호르몬이 과다 분비되면 수명이 짧아지고, 너무 부족해도 또 다른 문제가 발생하는 것이다.

일본인과 한국인은 세계에서 수면시간이 가장 짧은 민족이라고 한다(프랑스인이 제일 잘 잔다고 한다). 배가 불룩 나온 중년 남성이라면 식습관 외에 수면부족에도 신경 써야 한다.

잠은 장수의 비결

어린 시절에 다들 '잠만 자지 말고 공부 좀 해!'라는 엄마의 잔소리를 들었을 것이다. 잠자는 것에는 오래 전부터 게으르다는 이미지가 박혀있지만, 이는 결코 사실이 아니다.

우리의 뇌는 깨어있는 낮에는 홍수처럼 쏟아지는 각 장기에서 보내온 정보를, 일단 받아 두자고 하며 차곡차곡 쌓아 놓는다. 그리고 잠이 들면 접수를 마친 정보를 하나씩 정리하여 중요한 것만 기억에 남긴다. 수면은 몸을 쉬게 하는 것은 물론이고, 실제로는 뇌가 혼자서 자유롭고 활발하게 일하도록 놔두기 위해서도 중요하다. 수면 시간이 짧아지면 뇌는 정리를 충분히 하지 못한 채 다음날을 맞이하여 또다시 새로운 정보의 폭풍에 휩싸인다. 이런 상태가 심해지면 뇌가 받게 되는 스트레스의 수준이 점점 높아져 결국 호르몬의 균형이 흐트러진다. 그래서 최근 문제가 되고 있는 과로로 인한 자살 같은 일이 일어나는 것이다. 수면시간이 7.5시간일 때에 사망률이 가장 낮다는 통계도 있다. '머리 좀 정리할 겸 잠깐 자고 올게'라는 말은 농담이 아니다. 말 그대로 잠을 자야 꿈을 꿀 수 있기 때문이다.

2014년 아카사키 이사무, 아마노 히로시, 나카무라 슈지 세 사람은 청색 발광다이오드Light Emitting Diode, LED를 개발하여 노벨물리학상을 받았다. 반도체를 이용하여 빛을 내는 발광다이오드는 1950년대에 처음 만들어졌다. 빨강과 초록 발광다이오드는 일찌감

치 개발되었다. 그런데 백색광을 만들려면 빨강, 초록, 파랑의 세 가지 색이 필요한데, 에너지가 상대적으로 큰 파란색 발광다이오드 개발은 그 과정이 쉽지 않아 20세기 중에는 개발이 어려울 거라고 예상하고 있었다. 그런데 이들 세 사람이 개발에 성공하면서 저비용에 내구성이 뛰어난 LED 조명은 순식간에 세계를 석권했다.

컴퓨터와 휴대폰이 엄청나게 보급되면서 우리는 아침부터 밤늦게까지 전자기파에 의한 빛을 쐬게 되었다. 빛, 특히 발광다이오드에서 나오는 빛은 뇌에서 분비되는 멜라토닌이라는 호르몬의 분비를 강력하게 억제한다. 멜라토닌은 소위 밤의 호르몬으로, 성장호르몬과 마찬가지로 수면과 깊은 연관이 있다.

멜라토닌은 우리 몸 생체시계의 리듬을 조절하는 중요한 기능을 한다. 우리가 가진 시계가 제대로 돌아가려면 빛을 많이 쐬는 낮에는 멜라토닌 분비를 억제하고, 캄캄한 밤에는 멜라토닌이 충분히 분비되어야 한다. 수면 부족으로 잠자는 시간이 짧아지고 블루라이트에 노출되는 시간이 길어지면, 멜라토닌 분비는 급격하게 줄어든다. 반대의 경우도 있다. 나이를 먹으면 수정체가 뿌옇게 되는 백내장이 심해진다. 그래서 50대에는 20대보다 망막에 닿는 블루라이트의 양이 30퍼센트나 적어진다. 결국 백내장 환자는 낮에 멜라토닌을 제대로 억제하지 못하게 된다.

이렇게 수면부족으로 멜라토닌 분비에 문제가 생기면 생체시계가 틀어져 몸에 이상이 생긴다. 암 발생이 증가하는 것도 그 중 하나다. 비행기 객실승무원이나 교대 근무를 하는 여성에게 유방암 발생률이 높다고 한다. 또 대사증후군에 걸리기도 쉬운데, 이를 빛 대사증후군이라 부르기도 한다. 따라서 밤에는 되도록 이메일을 확인하거나 휴대폰을 보는 습관을 버리는 게 좋다.

나이를 먹으면 왜 암에 잘 걸릴까?

현대사회는 2명 중 1명이 암에 걸리고, 3명 중 1명이 암으로 죽는 시대에 직면했다. 암은 이제, 나와는 상관 없다며 보고도 못 본 척할 수 있는 병이 아니다. 암이 증가하는 이유는, 과거에 맹위를 떨치던 감염증에 효과가 좋은 항생제가 개발되고 뇌졸중에 좋은 고혈압 약제가 개발되면서, 인간의 수명이 늘어났기 때문이다. 수명이 길어지면 암에 걸릴 확률이 크게 늘어난다.

최근 노화와 암과의 관계에도 호르몬이 관련되어 있다는 연구가 이루어져 주목받고 있다. 전문적으로는 노화에 관련된 호르몬 분비Senescence-Associated Secretory Phenotype, SASP라고 한다. 오랫동안 여러 장기를 혹사하다 보면 아무래도 고장이 나는 세포가 생기기 마련이다. 그런 세포를 내버려두면 장기의 기능에 문제가 생기므로, 이런 세포를 제거하려고 고장난 세포 스스로가 일종의 공격 호르몬을 분비한다. 이 호르몬은 분비한 세포와 주위의 세포를 죽이는, 소위 집단 자살을 유도한다. 그러나 상당한 타격을 입고도 이 처참한 공격을 극복한 세포가 있을 때가 있다. 즉, 공격 호르몬의 타격을 견뎌내고 살아남는 세포가 생기는 것이다.

이 세포들은 이제 강력한 공격을 받아도 죽지 않는 세포로 다시 태어난다. 이것이 암세포다. 그러나 어느 정도 이상의 고령이 되면 오히려 암은 잘 생기지 않고, 생기더라도 느리게 진행된다. 고령자의 세포에 더이상 공격 호르몬을 만들어낼 힘이 별로 남지 않기 때문이다.

건강하기 살기 위해 호르몬이 활발히 활동하면, 아이러니하게도 암의 발생으로 이어지는 경우가 있다. 젊을 때는 고생을 사서 한다며 장기를 혹사시키기 쉬운데, 그 대가가 나이가 들어 암으로 이어질 수 있다. 그래서 아직 젊다고 생각할 때부터 몸을 돌보는 습관을 들이는 게 중요하다.

오래 살고 싶다면, 잠을 줄이지 마라.

◎ 낮잠이라도 좋다. 수면시간을 반드시 확보한다.

◎ 자기 전에 휴대폰을 보지 않는다.

◎ 잘 때는 방을 어둡게 한다.

②

사랑하고 싶다
옥시토신과 바소프레신

육아와 유대의 호르몬

인간은 직립보행을 하게 되면서 영양가 높은 식량을 획득할 수 있어 큰 뇌를 갖게 되었고, 결국 호모 사피엔스라는 이름대로 영리한 인간이 될 수 있었다. 그러나 두발로 걷기 위해서는 골반이 작아야 했기에 여자들은 아기가 충분히 자라지 않은, 어린 상태로 낳을 수밖에 없었다. 그리고 이렇게 태어난 아기는 세상에 나와서 엄마 뱃속에 있을 때보다 훨씬 다양하고 많은 자극을 받으면서 뇌를 발달시켰고 한층 영리해졌다. 그리고 수명도 늘어났다.

갓 태어난 인간의 아기는 완전 무방비 상태다. 스스로 할 수 있는 일이라고는 아무 것도 없다. 그래서 충분히 자라지 않은 채

어린 상태로 아이를 낳은 엄마는 상당 기간 꼼짝없이 손이 많이 가는 육아라는 활동을 해야 한다. 육아에 성공하려면, 엄마는 우선 아이를 낳는 순간부터 아이에게 애정을 느끼고 열심히 기르겠다는 마음이 들어야 한다. 아닌 것 같지만, 이때도 호르몬이 큰 활약을 한다.

옥시토신이라는 호르몬은 애정 호르몬으로 현재 큰 주목을 받고 있다. 시상하부의 실방핵에서 만들어지는데, 뇌하수체로 이동하여 혈액을 타고 전신을 돈다. 불과 9개의 아미노산으로 만들어진 옥시토신은, 앞에서 소개한 바소프레신과는 형제 사이다. 바소프레신도 9개의 아미노산으로 만들어지며, 그중 두 개의 아미노산만 옥시토신과 다를 뿐이다. 무척추동물과 같은 하등생물은 옥시토신과 바소프레신 양쪽의 기능을 다 가진 호르몬 하나만 갖고 있다.

내가 의대에서 공부할 때는, 옥시토신이 분만시 자궁을 수축시켜 출산을 원활하게 하고, 유선을 자극해 젖 분비를 재촉한다고 배웠다. 실제로 옥시토신은 산부인과에서 자궁 수축이나 진통촉진제로 널리 사용된다. 그러나 옥시토신이 임신이나 수유와 관련이 있지만, 이 호르몬은 남성도 갖고 있다. 임신과 분만 이외에 분비되는 경우가 있다. 분만과 수유에 쓰이는 호르몬이 왜 평생 분비되어야 하는지 다소 이상하기도 하지만, 옥시토신에는 또 다른 역할이 있는 것이 아닐까를 찾는 다양한 연구가 진행되고 있다. 최근 연구에서 옥시토신은 자궁뿐 아니라 뇌에도 작용한다는 사실이 밝혀졌다. 옥시토신을 만드는 신경세포는 다른 신경에도 접근하여 옥시토신을 분비하고 그 신경세포에 직접 작용을 한다고 한다.

옥시토신은 엄마가 자신이 낳은 아이를 무엇과도 바꿀 수 없을 만큼 사랑스럽다고 느끼게 하는 작용이 있다고 알려져 있다. 그 메커니즘은 자세히 알려져 있지 않지만, 공포를 느끼는 편도체에 작용하여 그 활성을 억제하고, 대뇌보상회로에 속하는 대좌핵에 작용하여 기분을 좋게 만드는 것으로 보인다.

왜 내 아이에게는 무한한 애정을 느끼면서, 귀여운 다른 아기에게는 왜 그만큼 강하게 느끼지 못하는지에 대해서는 알려진 바가 없다. 자신이 아이를 낳았을 때 상당한 양의 옥시토신을 분비하는 것과 관계가 있을지 모른다. 양의 옥시토신은, 자기 새끼의 냄새를 맡고 알 수 있도록 작용한다. 만약 내가 정말 아이를 잘 키울 수 있을까 하고 걱정하는 여성이 있다면, 전혀 그럴 필요가 없다. 옥시토신이 즉시 슈퍼맘으로 변신시켜줄 것이기 때문이다.

그러나 엄마가 자기 자식이 사랑스러워 잘 키우기 위해 아무리 노력한다 해도, 아이를 혼자 키우는 것은 절대 쉽지 않다. 이때 남편의 협력을 얻어내는데 옥시토신이 활약한다. 옥시토신은 성교할 때나 애무나 포옹과 같은 피부 접촉에 의해서도 분비가 늘어나는 것으로 알려져 있어, 포옹 호르몬이라고도 부른다. 남녀 간의 사랑 행위에 분비되는 옥시토신은 페어 본드pair bond를 높인다. 부부 간에 유대(일체감)가 생기는 것이다. 파트너와 강한 일체감을 느끼게 되면 두 사람 사이에는 자신들의 아이를 협력하여 기르려는 마음이 강해진다.

최근에 옥시토신 투여가 시험적으로 이루어지고 있다. 지금까지는 남성에게만 옥시토신을 투여했는데, 그 남성은 파트너 여성을 사랑스럽다고 느끼는 마음이 한층 더 강해졌다고 한다. 그리고 잘 모르는 여성에게 관심을 보이는 정도가 현저히 줄었다고 보고되었다. 그래서 옥시토신을 바람기 방지 호르몬이라고도 한다.

터프가이의 애정 표현과 소변의 관계

빛에 의한 자극을 전하는 호르몬으로 바소프레신이 중요하다는 이야기를 했는데, 바소프레신은 옥시토신과 형제 호르몬이며, 남녀 간의 애정에 대해서도 비슷한 작용을 한다.

바소프레신은 남성적 애정 표현을 강하게 만든다. 그리고 소변을 농축하여 몸에서 수분이 빠져나가는 것을 막는다. 동물들은 자신의 활동 범위 내에 소변을 방출하여 동료들에게 이곳이 자기 영역이라는 것을 알린다. 소변에 관련된 기능을 가진 바소프레신을 수컷에게 투여하면 감정적으로도 자기 영역을 지키고자 하는 의식이 높아진다. 또한 공격성이 강해져 표정이 다부지게 바뀌는 작용도 있다. 이것은 자신의 가족을 지키려고 할 때 수컷이 갖는 행동 패턴인지도 모른다. 한편, 암컷에게 바소프레신을 투여하면 우호적인 표정을 짓는다.

남성의 경우, 바소프레신 수용체의 유전자 이상이 이혼율과 관련이 있다는 보고도 있다. 유전자 이상으로 바소프레신 수용체가 줄어 기능이 나빠지면 이혼율이 높아진다는 것이다. 그래서 바소프레신에는 이혼 호르몬이라는 반갑지 않은 별명도 있다. 그렇다면 바소프레신은 악역이 아니냐는 오해를 할지 모른다. 하지만 바소프레신도 여전히 우리의 든든한 아군이다.

바소프레신은 남성형 호르몬이다. 바소프레신은 옥시토신과는 약간 다른 형태로 애정 표현을 하게 한다. '지켜줄 테니 아무 말 말고 나만 따라와'라는 식으로, 겉으로는 투박하지만 속마음은 자상한 모습이다. 자기 영역권 안에 있는 상대를 배려하기 때문이다.

바소프레신은 탈수가 심하거나 짠 음식을 많이 먹었을 때 분비된다. 소변 만드는 것을 억제하여 몸에서 수분이 빠져나가는 것을 막아준다. 이렇게 비축한 수분으로 농축된 혈액을 최대한 옅게 만들려고 하기 때문이다. 간장을 듬뿍 찍은 생선 초밥을 배불리 먹고 나면 자꾸 물을 마시고 싶어진다. 이때 바소프레신이 많이 분비된다. 소변량을 줄이면서, 동시에 뇌에 작용하여 물을 더 마시고 싶게 한다.

신기하게도 바소프레신은 담배를 피우면 활발히 분비되는데, 왜 그런지 그 구조나 목적에 대해서는 아직 밝혀진 게 없다. 남자끼리 모여 담배를 피우며 초밥을 배불리 먹는다면, 아마도 세력권 의식이 높아져 여성을 두고 싸움이 벌어질지도 모르겠다.

믿는 사람이 성공한다

아이를 제대로 키우기 위해서는 자신의 배우자뿐 아니라, 친구, 이웃, 친척 등 많은 사람들의 도움이 필요하다. 실제 야노마미족은 여러 가족이 샤보노라는, 중앙에 광장이 있고 그 주위를 도넛 모양으로 둘러싼 넓은 집 한 채에 살면서 서로 돕는다(그림 참조). 약 150명 정도가 한 집에 산다고 한다. 진화심리학자인 로빈 던바에 의하면 150이라는 숫자는, 우리 인간이 얼굴을 분명하게 인식하고, 친밀하게 교제하며, 직접적으로 도움을 주고받을 수 있는 최대 인원수(던바의 수)라고 한다. 그렇다면 주위에 있는 사람들의 협력을 얻으려면 어떻게 하면 될까?

우리는 우리의 조상이 어리게 태어나는 전술을 취하면서, 태어난 뒤에도 뇌가 성장할 여유, 즉 엄청난 성장의 가능성을 갖게 되었다. 인간의 뇌는 1천억 개의 뉴런으로 이루어져 있는데, 우연인지 모르겠지만, 은하계에는 1천억 개의 항성이 존재한다고 한다. 신경의 수가 그야말로 별만큼 존재하는 것이다. 침팬지는 생후 1년이 지나면 신경세포의 분열이 멈춘다. 하지만 인간은 태어난 뒤에도 신경세포가 계속 증가하여, 3세가 되면 뇌의 무게가 태어날 때보다 3배 이상 커지고, 그 이후 스무 살이 될 때까지 뇌의 성장은 멈추지 않는다.

인간은 신경의 수가 증가하고 신경 간 연결이 점점 복잡해지면서, 세상에 나와 사회의 일원이 된다. 그러면서 방대한 정보를

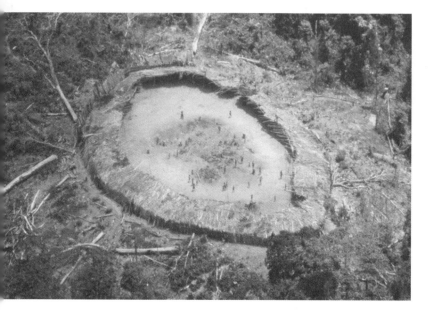

야노마미 족의 집단거주지인 샤보노 (출처:아사히신문)

획득한다. 천문학자였던 칼 세이건은 이렇게 얻은 정보를, 유전자가 규정하는 유전자 정보와 구분하기 위해 뇌 정보라고 불렀다. 18개월된 아기는 두 시간마다 단어 하나씩을 기억한다고 하며, 3살 정도가 되면 간단한 말은 수월하게 할 수 있게 된다.

우리는 뇌의 발달로 언어를 갖게 되면서 논리적인 사고가 가능해졌다. 그러면서 '다른 사람도 나와 같이 생각하고 있다'라는 인식이 생기게 된다. 자신과 타인을 구별하게 되는 것이다. 이렇게 타인을 의식하면서 우리는 마음을 갖게 되었다고 한다.

흥미롭게도 죽은 자를 매장하는 생물은 인간뿐이다. 호모 사피엔스와 동시대에, 추운 유럽에서 살았던 네안데르탈인도 죽은 사람을 부장품과 함께 매장했다. 다른 사람의 죽음을 지켜보고, 그 사람이 어떻게 될 것이며, 자신도 죽으면 어떻게 될지 연상하기 위해서는 상당한 지적 능력이 필요하다. 즉, 죽은 이를 기리는 사람은 마음을 가진 사람인 것이다.

마음을 가진 인간은 다른 사람의 행동을 예측할 수 있다. 그러자 여럿이 모여 집단생활을 하면서 자신만의 이익을 위해 상대방의 마음을 읽고 속이는 사람이 나오기 시작했다. 말과 행동이 다른 사람이 나타난 것이다. 일본어로 마음을 뜻하는 단어인 '고코로'의 '고코'는 문자 그대로 시시각각 변하는 심장 소리가 어원이라는 설이 있다.

인간에게 변하기 쉬운 마음이 싹트게 되면서 비로소 신뢰라는 문제가 생겨났다. '믿는다, 믿지 않는다'는 사회 생활에서 성공을 가늠하는 중요한 문제다. 무조건 믿다 보면 손해를 보기도 하고, 전혀 믿지 않으면 집단에서 따돌림을 당한다. 옥시토신은 그중에서 '믿는다'를 선택했다.

상대방을 믿고 돈을 보내면, 송금받은 상대는 계속 돈을 받을 수 있을지 여부를 생각해 얼마나 되돌려 보낼지를 결정하는 금전거래에 관한 신뢰게임이 있다. 이 게임에 옥시토신의 효과를 시험해봤다. 옥시토신이 많이 방출되게 하면, 상대방에 대한 신뢰가 커져, 상대가 배신을 하더라도 계속 돈을 보내는 것으로 나타났다. 옥시토신은 다른 사람의 협력을 얻기 위해서는 사람을 믿어야 할 필요가 있다고 가르친다. 확실히 정을 베풀면 되돌아오기 마련이다.

세계에서 가장 우수한 40세 이하의 교수 40인에 뽑힌 조직심리학자 애덤 그랜트는 자신의 책 《기브 앤 테이크》에서 사회에서 성공하는 사람은 자신의 이익만을 앞세우는 사람이나 손해와 이익을 철저하게 따지는 사람이 아니라, 남에게 아낌없이 주는 사람이었다고 말한다.

2010년 가나자와 대학의 아이마음발달 연구센터에서 지적장애가 있는 자폐증 환자에게 옥시토신을 투여했더니 자폐증상이 개선되었다는 발표가 있었다. 사회에서 다른 사람과 잘 어울리려면 옥시토신이 만들어내는 믿는 힘이 중요하다.

일본에서는 자궁을 수축시켜 진통을 촉진하기 위한 주사약으로 사용할 경우에만 옥시토신에 보험이 적용된다. 그러나 해외에서는 코에 뿌리는 옥시토신 스프레이를 제조해 수유를 촉진하는 데에도 사용하고 있다. 인터넷을 통해 해외에서 코에 뿌리는 옥시토신 스프레이를 수입할 수는 있지만, 유사품이 많아 섣불리 사용하면 부작용이 있을 수 있다.

마사지가 혈중 옥시토신 농도를 높인다는 보고도 있는데, 앞에서 설명한 핸드 힐링 효과도 어느 정도 옥시토신에 의한 것일 가능성이 있다. 옥시토신의 효과를 얻고 싶다고 출처가 불분명한 약에 손대는 것보다, 오히려 파트너와 서로 마사지를 해주는 게 보다 큰 효과를 볼 수 있다.

'러브'는 지친다 그리고 금세 식는다

그렇다면 서양의 사랑, 즉 러브에는 어떤 호르몬이 관련되어 있을까? 사랑은 맹목적이라고 한다. 사랑하는 사람을 얻기 위해서는 남성호르몬의 밀어붙이기가 필요하다. 하지만 일단 상대를 만나 사랑에 빠지면 이성을 잃고 오직 그 사람만 생각하게 된다. 그리고 그 사람을 독점하고 싶어진다. 이런 느낌에는 뇌의 쾌감중추를 조종하는 도파민이 큰 역할을 한다.

최근에는 뇌의 어느 부위가 활동하는지 정확히 파악할 수 있는 기능자기공명영상fMRI를 이용한 연구가 많이 진행되고 있다. 이 기계의 힘을 빌려 사랑에 빠진 사람의 뇌를 조사해 보면, 도파민을 다량으로 만들어내는 복측피개라는 신경과 측좌핵이나 미상

핵이라는 이른바 도파민이 작용하는 쾌감중추의 메인 신경이 활발히 활동하는 것을 확인했다.

도파민은 자신이 흥미를 느낀 것은 어떻게든 갖고 싶어하게 만든다. 그래서 항상 우리를 흥분시키고 활력이 넘치게 만든다. 도파민은 스트레스에 대항하고 자율신경을 활발하게 만드는 노르아드레날린을 생성한다. 노르아드레날린은 집중력을 높이고 기억력을 좋게 한다. 좋아하는 사람에 대한 일이라면 뭐든지 기억하는 이유가 여기에 있다. 그와 동시에, 졸음도 달아나고 식욕도 떨어진다. 좋아하는 사람을 위해서 자지도 않고 쉬지도 않는 상태가 되는 것이다.

fMRI 검사를 통해, 오히려 활동이 억제되는 신경 부위도 있다는 것을 알게 되었다. 공포나 슬픔을 느끼는 편도체라는 신경이다. 사랑에 빠지면 무서운 것도 없어진다. 우리 몸을 안정시키는 세로토닌의 힘도 떨어진다. 세로토닌은 장에서 주로 만들어지지만, 뇌에서도 생성된다. 음식물을 섭취하면 기분이 느긋해지는 것은 세로토닌의 작용인데, 사랑에 빠지면 그 한가로운 기분이 사라진다.

그래서 사랑은 원래 몸에 좋지 않다. 호르몬은 아이를 만들기 위해 어떻게든 사랑하는 사람과 함께 있고 싶도록 우리를 유도한다. 그러나 이것은 몸을 상당히 고되게 하는 일이라 쉽게 지친다. 따라서 오래 갈 수가 없다. 시간이 어느 정도 흐르면 사랑은 식어버릴 수 밖에 없는 운명이다.

그럼, 부부 싸움을 할 때 옥시토신은 어떻게 변할까? 그리고 옥시토닌이 어떻게 바뀌어야 싸움을 그만두게 될까?

말싸움이 격렬해지는 경우는 대개 두 사람의 상황 판단이 비슷한데, 사소한 어느 한 부분이 약간 다를 때 시작되곤 한다. 의견이 엇비슷해야 싸움이 벌어진다. 설득의 여지가 전혀 없는, 사고방식이 완전 딴판인 사람과는 싸움이 아예 일어나지 않는다. 그래서 싸움의 근원에는 일종의 공감pair bond이 존재한다고 보고 있다. 그래서 이 경우에도 옥시토신이 어느 정도 적극적으로 개입하고 있다. 만약 싸움의 불씨가 이런 식으로 시작되었다면, 그 싸움을 해결하기 위해서는 옥시토신의 기능을 더욱 강화하는 게 맞을 것이다.

그러나 옥시토신이 포옹 호르몬이라고 화를 내는 상대방을 갑자기 껴안는다면 당연히 역효과만 불러온다. '내 몸에 손대지 마!'라는 성난 목소리만 듣게 될 뿐이다. 그래서 우선은 자기 자신의 옥시토신 분비가 활발해지도록 노력하는 게 좋을 것이다.

옥시토신은 두 사람의 유대를 위한 호르몬이지만, 혼자서도 그 분비량을 늘릴 수 있다. 자신이 키우는 반려견을 어루만져 주는 것은 어떨까? 반려견은 언제라도 주인을 받아들인다(나도 개를 기르는데 실감하고 있다). 실제로 개를 쓰다듬으면 혈중 옥시토신 농도가 높아진다는 연구도 있다. 또 개를 기르는 사람은 심혈관질환에 잘 걸리지 않고, 설령 걸렸다 해도 중증으로 발전하는 확률이 낮다는 조사 결과도 있다. 그리고 자신의 허벅지를 자주 주물러서

풀어주면 호르몬 균형을 개선해 불임 치료에 도움이 된다는 보고
도 있다.

사랑을 잘 하고 싶다면,

◎ 조금 사랑하고, 오래 사랑하자.

◎ 파트너와 꾸준하게 스킨십을 한다.

◎ 반려동물을 기르는 것도 좋다.

③

성공하고 싶다
남성호르몬

인간은 왜 남자를 만들었을까

최근 여성의 사회 진출이 가속화되고 있다. 내가 속한 호르몬 전문 내분비학회에도 여성 의사회원이 40퍼센트에 달한다. 남녀평등, 기회균등에는 그 어떤 반박의 여지도 없다. 그러나 남성과 여성이 다르다는 당연한 사실을 더욱 잘 이해한다면 우리 사회를 위해서도 좋다고 생각한다. 차별은 안 되지만, 차이는 엄연한 생물학적 사실이다.

인생은 정보전달 게임으로 세대교체가 중요하다고 했다. 어떤 생물이든 새끼를 만들 수 있는 몸이 기본이다. 즉, 암컷이 생물의 기본형이다. 사실 암컷 혼자 얼마든지 새끼를 낳는 생물(단위생식)은 많다. 그러나 자기복제만 하는 클론 생물사회는 진보가 없고, 환경이 크게 변하면 멸종 위기에 직면한다. 그래서 유전자에 변화를 주기 위해 수컷이 생겨났다.

에덴동산에는 처음에 아담(흙을 의미한다)이 생겨났고 이후에 이브(생명을 의미한다)가 만들어졌다고 하는데, 실제로는 그 반대다. 어떤 생물도 그냥 내버려두면 여성의 몸으로 돌아간다. 사회 환경의 변화를 견뎌내고 살아남을 수 있는 아이를 만들기 위해, 태어날 아이에게 다양성을 갖게 하는 것이 수컷의 역할이다. 그 중심에 남성호르몬이 있다. 남성호르몬에 여러 많은 기능이 있기는 하지만, 이것이 남성호르몬의 가장 중요한 존재 가치일 것이다.

인간을 포함하여 성별을 갖는 모든 생물은 내버려두면 자연스럽게 여성의 몸이 된다. 인생이라는 정보전달 게임에 관한 정보는 유전자에 보관되어 있는데, 유전자는 둘이 짝을 이뤄 존재한다. 두 개인 이유는 열쇠처럼 중요한 것은 여분이 필요하기 때문이라고도 볼 수 있다. 또 유전자 정보가 세대를 거쳐서도 보존되면 좋겠다는 욕구와, 환경에 따라 조금은 변하기를 바라는 상반된 욕구의 실현을 위해 둘이 존재하는 것이라고도 한다. •

유전자가 들어있는 염색체는 세포의 중심에 있는 핵 속에 삼엄하게 보관되고 있다. 인간의 경우에는 23종, 46개가 있는데, 그중 하나인 성염색체는 여성이 XX, 남성이 XY를 가진다. 여성유전자

• 나카야시키 히토시, 《생명의 조작》, (고단샤, 2014)

는 성염색체를 포함한 모든 유전자가 짝을 이뤄 하나씩 여분을 갖고 있지만, 남성의 성염색체는 각기 다른 한 개씩을 갖고 있다.

이 Y염색체를 갖는 유전자가 남성이라는 성별을 결정한다. Y염색체에는 SRY(성결정 유전자)가 존재하는데, 이 유전자의 기능으로 여성 생식기의 발달이 억제되고 고환과 음경 등의 남성 생식기가 발달하는 것이다. 즉, 남성이 가진 유전자를 여성에게 전달하는 운송수단(정자)과 그것을 만드는 공장(고환), 그리고 남성의 유전자를 여성에게 보내는 도구(음경)가 만들어진다. 태아의 고환이 완성되는 과정에서 남성호르몬이 활발히 분비되어 남성 생식기의 발달이 촉진된다. 이때, 중요한 일 한 가지가 더 일어난다. 남성호르몬이 남자 태아의 뇌에 작용하여 소위 '남성뇌'를 만들어 남자다운 사고를 몸에 배게 한다. 바소프레신은 남자의 애정 표현을 높인다고 했는데, 남성호르몬은 바소프레신의 분비를 촉진하는 기능도 있다.

남자의 일생에서 남성호르몬의 분비가 가장 활발해지는 시기는 이 시기(임신 6주부터 24주)와 사춘기 때다. 태아기의 폭발적인 남성호르몬 분비를 남성호르몬 샤워라고 하며, 이때야말로 남성호르몬의 절정기를 자랑하는 시기다. 머리를 감을 때 토닉 샴푸를 애용하는 남자들이 많다. 남성호르몬 샤워의 느낌이 바로 이 샴푸를 쓸 때 남자가 느끼는 상쾌함과 비슷하지 않을까 생각된다.

머리카락은 남성호르몬과 깊은 연관이 있다. 대표적인 남성호르몬으로 테스토스테론이 있는데, 남성 생식기의 형성은 테스토스테론으로 만들어지는 디하이드로테스토스테론DHT에 의해 이루어진다. DHT는 테스토스테론보다 몇 배는 강력한데, 중년기 이후의 남성에게는 남성형 탈모증을 초래한다. 그래서 새로운 탈모 치료약으로 테스토스테론에서 DHT로의 변환을 막는 물질을 개발 중이다. 그 외에 DHT는 전립선의 성장을 촉진해, 전립선비대나 전립선암의 원인이 되고 있다. 건강보조제인 소팔메토는 테스토스테론에서 DHT로의 변환을 억제하는 것으로 알려져 있다.

그러면 '남성뇌'란 무엇인가? 초식남 육식녀라는 말은 이제 완전히 자리를 잡은 것 같다. 지진, 호우, 홍수 등 천재지변이 사회를 뒤흔드는 요즘, 위기관리의 중요성을 주장하고 있지만 요즘 남자는 아예 위험을 무릅쓰려고 하지 않는다. 고위험 고수익을 기대할 수 없는 시대, 일확천금이 한낱 꿈이라는 세태가 어느 정도 반영된 것이다. 이전에는 이러한 남성의 경향을 여성화라고 불렀는데 최근에는 육식녀가 늘어서인지, 사냥은 하지 않고 풀만 먹는 초식동물을 본떠 초식남이라 부르고 있다.

짧은 기간에 매매를 반복하는 증권투자나 트레이더로 성공한 사람의 혈액에는 남성호르몬 농도가 높게 나타난다는 보고가 있다. 예전 육식남이 가졌던, 상황을 순간적으로 정확하게 판단해 빠르게 결론을 내리는 남자다움과 승부사 기질은 남성호르몬으로 완성한 남성뇌에서 생겨났다. 고위험 고수익을 원하면, 과감하게 밀어붙이는 남성호르몬으로 무장한 추진력이 필수다. 그래서 성공하려면 어느 정도 남성호르몬이 필요하기 마련이다.

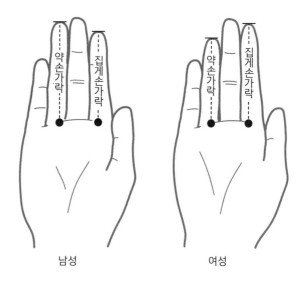

남성   여성

남성은 약손가락이 집게손가락보다 길고, 여성은 집게손가락이
약손가락보다 길다

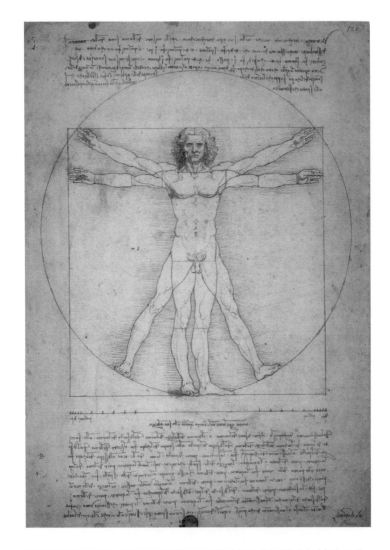

레오나르도 다 빈치의 <비트루비우스에 따른 인체비율도> (아카데미아 미술관 소장)

태아 시절 남성호르몬 샤워가 얼마나 많았는지에 따라 그 사람의 육식 정도가 정해진다. 흥미로운 것이 약손가락과 집게손가락의 길이 차이로 그 정도를 알 수 있다는 조사가 있다. 여성에게도 남성호르몬이 있지만, 양이 적어(남성의 5~10퍼센트), 여성은 집게손가락과 약손가락 길이가 거의 같거나 집게손가락 쪽이 길다. 반면, 남성호르몬의 분비가 훨씬 많은 남성은 약손가락의 길이가 집게손가락에 비해 다소 길다(그림 참조). 레오나르도 다빈치가 1485~1490년경에 그린 〈비트루비우스에 따른 인체비율도〉를 보면 남성의 약손가락이 집게손가락보다 확연히 긴 것을 알 수 있다(그림 참조). 정확한 조사는 쉽지 않겠지만, 아마도 초식남은 약손가락의 길이가 짧을 것이다.

예로부터 선생님이 붙는 직업에는 교사와 의사가 있다. 나도 의사지만 이런 직업의 공통점은, 업무에서 돌발상황은 적고, 사람들의 일상생활에 필요한(어느 정도 예상할 수 있는) 문제를 확실하게 해결해야 하는 업무를 갖고 있다는 점이다. 딱 그렇다고 말하기는 좀 그렇지만, 이런 직업군의 사람 중에는 초식성이 많은 듯하다. 나 역시 풀만 먹고 살아온 전형적인 초식남에 속하지 않나 싶다. 요즘 한창인 의대 지원 붐은, 장래가 불안한 사회에서 안정적인 직업을 선호하는 초식성 학생의 심리를 반영하고 있다(그 이유로 의대에 들어온다면 가르치는 입장이나 환자들, 또 본인에게도 좋을 리가 없기에 안타까울 따름이다).

그런데 이런 직업에 종사하는 사람은 전립선암에 걸리기 쉽다고 한다. 남성호르몬은 전립선암의 증식을 촉진한다. 그래서 임상에서는 남성호르몬의 작용을 억제하는 치료법을 행한다. 초식남은 애초에 남성호르몬 수치가 낮아, 오히려 남성호르몬에 대한 감수성이 높은 편이다. 이러한 성격의 남성은 남성호르몬이 약간만 높아져도 과민하게 반응해 전립선암을 유발할 수 있는 것이다. 또 전립선암 세포는 남성호르몬에 의해 활발히 증식하기 때문에 치료 과정에서 남성호르몬을 억제하는 약을 투여한다. 그래서 전립선암 치료를 받고 나면 갑자기 표정이 너그러워졌다는 환자가 많다. 나는 가끔 남자들 얼굴을 보고 이 사람은 전립선암과 싸우고 있구나 하고 추측할 때가 있다.

친하게 지내는 비뇨기과 교수는, 점잖고 성실하며 배려심이 많은 사람이 전립선암에 걸리기 쉽다는 의견을 내놓았다. 한편, 같은 비뇨기 계통의 암 중에서도 방광암은 흡연이 주요 위험 요소다. 성격적으로 전립선 암과는 반대로, 저돌적이고 무관심하며 생활 습관이 흐트러지기 쉬운 중년 남자가 걸리기 쉽다고 한다. 방광암이 진행되는 경우, 방광을 떼내야 하는 환자도 있는데, 원래부터 안면홍조 증상이 있는 환자들은 대개 치료에 적극적으로 임한다고 한다.

남자는 일확천금, 여자는 신데렐라

성공을 위해 한탕주의에 빠진 사람들이 있다. 이때도 남성호르몬이 필요하다. 그리고 운 좋게 일확천금을 손에 넣으면 보통 성공한 인생이라고 생각한다. 하지만 남성호르몬의 지원을 받아 한판을 다짐하며 승부에 나서도, 사실 마음은 한 번에서 끝나지 않는다. 잘 되든 잘 안 되든 독하게 먹은 마음이 또 다음의 한판을 낳는다. 일단 성공한 사람은 끊임없이 더 큰 성공을 바라고, 실패한 사람은 손해를 만회하려고 더 큰 한판을 벌인다. 이런 반복이 의존증을 부른다.

의존증에는 정신의존과 신체의존 등 여러 가지가 있지만, 전부 특정한 것(음식, 담배, 알코올 등)과 행위(도박, 인터넷, 게임 등), 인물(연애, 스토킹 등)에 대한 집착 증상을 보인다. 그것들을 얻기 위해 수도 없이 도전하고 시간과 노력을 아끼지 않으면서 정작 다른 중요한 일에는 소홀하다. 그리고 그것을 얻지 못하면 다양한 신체적 이상, 소위 이탈 증상을 보이기도 한다.

잘 되었다는 흐뭇한 기분, 혹은 틀어졌다는 안타까운 마음도 뇌의 쾌감중추에서 만들어낸다. 이때 흥미로운 것은 어떻게든 손에 넣고 싶다는 마음을 갖게 하는 도파민이 큰 활약을 한다. 인간은 일상생활이 원만치 않을 때, 특히 바로 해결할 수 없는 문제가 있거나 스트레스가 쌓일 때, 잠깐이라도 좋으니 당장 기분이 좋아지고 즐거워지기를 바란다. 이때 기분전환을 시켜줄, 사소한 나만의 쾌락을 얻고 싶어 한다. 어떤 의미에서 보면 현실 도피다. 그리고 잠깐이라도 쾌락을 얻었다면 그것에 집착해 어떻게든 그 정도를 유지하고 싶어진다. 혹은, 모처럼 얻은 나만의 쾌락을 잃을 수도 있다는 불안감을 피하고 싶어진다. 의존은 이렇게 생겨난다.

흡연자라면 집중하던 일이 일단락되면 한 대 피워야지 하며 담배를 피우러 간다(요즘에는 사실 마음 편히 담배를 피울 수 있는 곳도 별로 없다). 그러면 기분이 후련해진다고 하는데, 사실 흡연을 하면 구역질이 나고 어지럽거나 혈압이 상승해 오히려 팁팁한 기분이 들기 마련이다. 잠시 자리에서 벗어나 기분전환을 한다는 의미가 있겠지만, 흡연 자체에 기분 전환효과가 있는지는 의심스럽다. 이것이야말로 눈앞의 괴로운 일을 잠시 멈춘 채, 쉽게 얻을 수 있는 쾌감에 몸을 맡기는 의존증, 바로 그 자체다. 니코틴 중독은 이렇게 시작되며, 마약 중독도 완전히 같은 식으로 일어난다.

여성호르몬에 대해서는 다음 장에서 자세히 설명하겠지만, 상당히 현실적인 호르몬이다. 이 호르몬은 일확천금 같은 것은 허황된 꿈으로 넘겨버린다. 대신 힘들이지 않고 확실하게 행복을 얻고 싶다면, 자신에게 헌신적인 남자를 주도면밀하게 사로잡는 방식을 선택하게 한다. 일확천금과 신데렐라, 성공하기 위해 남자와 여자가 취하는 전략은 서로 완전히 다르다. 그러나 신데렐라 전술을 취하는 여성도 남성 의존증을 보인다는 사실에는 변함이 없다. 뭔가에 의존해서 성공하기란 결코 쉽지 않다.

도파민에 휘둘리면 의존증 체질이 되지만, 잘만 다루면 행복한 흥분 상태를 만끽할 수 있다. 요즘에는 딸과 옷을 바꿔 입는다는 40~50대 여성들이 있다. 이들은 깜짝 놀랄 정도의 젊음과 아름다움을 유지해서 좀체 나이를 가늠할 수 없다. 남자들이 이런 여성들을 슬쩍슬쩍 돌아보며 적당히 도파민을 분비하는 것은 그리 나쁘게 없다. 하지만 그녀들에게 너무 빠져들어가 좌지우지 당하기 시작하면, 도파민이 시키는 의존증으로 가는 지름길이 시작되니 주의가 필요하다.

비만은 육체보다는, 환경과 정신의 문제

마라톤 선수는, 길고 힘든 달리기를 계속하다 보면 고통이 어느새 쾌감으로 바뀐다고 한다. 러너스 하이runner's high라는 현상이다. 이것은 뇌가 고통을 피하고자 일종의 호르몬인, 오피오이드라는 마약류 물질의 분비를 촉진하는데, 이 물질은 통증을 덜어줄 뿐 아니라 더 나아가 기분을 좋게 만들기 때문이다. 중독 현상을 불러오므로, 뇌가 만들어 내는 마약 물질인 오피오이드는 당연히 의존증 발병에 한몫 한다.

　과식도 사실은 같은 구조로 일어난다. 괴로울 때까지 계속 먹으면, 배가 가득 차 찢어질 것 같은 고통이 오피오이드를 분비시켜 쾌락을 낳는다. 절대로 섭취한 음식물이 맛있어서 쾌락을 느끼는 것이 아니다. 그래서 먹는 것도 달리기처럼 일종의 경기가 되기도 한다. 많이 먹기 대회가 그 한가지 예인데, 이터즈 하이eater's high가 만들어지기 때문이다. 비만도 일종의 의존증이다.

　아시아에서는 많지 않지만, 비만이 만연한 서양에서는 비만수술이 흔히 시행되고 있다. 간단히 설명하면, 위를 건너뛰고 십이지장과 그에 이어지는 소장 상부로 음식물을 우회하여 흐르게 하는 수술이다. 미국에서는 일본에서 연간 행해지는 위암 수술 건수와 같은 정도로 많은 수의 비만수술이 시행되고 있다. 비만수술을 받으면 체중을 극적으로 감량할 수 있으며, 환자는 몸이 가뿐해지면서 훨씬 밝아진다. 당뇨병을 앓던 사람은 병이 낫기도 한다.

그러나 미처 예상치 못한 단단한 현실의 벽에 맞닥뜨리기는 경우가 자주 나타난다. 애초에 과식으로 초비만이 된 사람이라면, 과식할 수밖에 없게 만들었던, 즉 쉽게 해결할 수 없었던 괴로운 문제가 그대로 남아있기 때문이다. 괴로운 현실에서 벗어나기 위해 먹는 것에 의존했는데, 수술을 통해 강제로 날씬한 몸이 되었어도 힘든 현실은 변한 게 없는 것이다. 비만수술을 받은 사람 중에는 수술 후에도 계속되는 괴로운 현실에서 도망치고자 이번에는 알코올에 의존하는 경우가 많이 나타난다. 지금 서양에서는 비만수술 후에 겪는 알코올 중독증이 새로운 문제로 떠오르고 있다. 비만 환자를 둘러싼 사회 환경을 개선하고, 당사자의 정신 상태를 바꾸지 않는 한, 비만의 근본적인 치료는 불가능하다.

담배를 끊으면 왜 살이 찔까?

일에서 성공하는 사람은 남성호르몬이 활발히 분비된다고 했다. 그러나 그렇다고 넘치는 남성호르몬만 믿고 주변 분위기를 살피지도 않고 자기 주장만 밀어붙여서는 곤란하다. 팀워크를 중요하게 여기고 주변 상황을 제대로 파악해야 한다. 타인의 기분을 이해하고 공감하는 성격은 소위 여성 뇌의 특징이다. 이러한 성격은 여성호르몬이 담당하기 때문이다.

남성호르몬과 여성호르몬 사이에는 깊고 어두운 강이 흐른다고 보기 쉽지만, 남녀는 사실 양쪽 호르몬 모두를 분비하고 있다. 그리고 중요한 것은 여성호르몬은 남성호르몬으로 만들어진다는 사실이다. 남성호르몬은 물론 여성호르몬도 콜레스테롤로 만든다(먹으면 효과가 있는 호르몬). 남성호르몬에는 앞에서 이야기한 테스토스테론, 안드로스텐다이온, 디하이드로에피안드로스테론 DHEA의 세 종류가 있으며, 건강한 남자라면 하루에 대략 7밀리그램 정도 분비한다. 여성호르몬에는 에스트로젠(난포호르몬)과 프로제스테론(황체호르몬)의 두 종류가 있다.

에스트로젠은 남성호르몬인 안드로스텐다이온이나 테스토스테론으로 만들어진다. 난소에서는 우선 남성호르몬이 생성되고, 그 뒤에 아로마타아제라는 효소에 의해 여성호르몬인 에스트로젠으로 바뀐다(아로마 요법의 그 아로마다. 아로마로 여성적인 면을 살린다는 것이 어느 정도 실감난다). 아로마타아제는 난소 이외에도 지방조직이나 피부, 뼈에 있으며, 각각 혈액을 타고 온 남성호르몬을 에스트로젠으로 바꾼다. 에스트로젠은 여성의 아름다운 피부를 만들기 위해 빼놓을 수 없다. 폐경 후의 난소는 더이상 여성호르몬을 만들지 않지만, 폐경을 맞은 여성이라도 유방암이 발병하면 아로마타아제의 작용으로 여성호르몬이 독자적으로 생성되어 암을 키우는 경우가 자주 발생한다. 이러한 환자에게는 아로마타아제 기능을 억제하는 약을 투여하여 치료한다.

DHEA는 테스토스테론이나 안드로스텐다이온의 바탕이 되는 성호르몬으로, 남성호르몬뿐 아니라 여성호르몬도 만들 수 있다. 그러면서 DHEA에 회춘 호르몬이라는 이름이 붙어 건강보조제로 팔리기 시작했다. 참마 등 이른바 정력에 좋은 식품에는 DHEA가 많이 포함되어 있다고 한다.

나는 대사증후군 전문으로, 늘 환자와 함께 비만 해소에 대해 고민한다. 그 중에는 담배를 끊고 살이 쪘다는 환자가 꽤 있다. 이들은 입이 심심하다 보니 자기도 모르게 뭔가 자꾸 먹어서 살이 쪘다고 생각한다. 물론 그럴 수도 있지만, 사실 담배를 끊어서 살이 찌는 원인은 호르몬에도 있다.

담배에 포함된 니코틴은, 남성호르몬을 여성호르몬으로 바꾸는 아로마타아제의 작용을 억제한다. 그래서 담배를 끊으면 아로마타아제의 기능이 좋아져 체내에 이전보다 여성호르몬이 늘어난다. 여성호르몬은 지방을 축적하는 기능이 있어 쉽게 살이 찌게 된다. 담배를 피울 때는 남자다운 인상을 주던 남성이 담배를 끊고 어딘가 여성스럽고 온화한 분위기를 풍길 때가 있다. 이것은 호르몬으로 충분히 설명가능한 현상이다.

담배는 남성적 호르몬인 바소프레신 분비도 촉진한다고 설명했다. 이처럼 담배는 여러 호르몬을 사용하여 남성화를 촉진한다.

남성은 여성보다 수명이 짧다. 다시 말해, 담배는 호르몬의 힘을 빌어 수명을 단축하는 것이다.

남성도 고환에서는 테스토스테론으로, 부신에서는 안드로스텐다이온으로 여성호르몬인 에스트로젠을 만든다. 남성이 만드는 여성호르몬의 양은 여성의 반 정도다. 다음에 설명하겠지만, 남성에게 여성호르몬은 혈관 나이를 젊게 유지하기 위해, 또 공감 능력을 갖추고 주위 분위기를 파악하기 위해 상당히 중요하다.

나에게는 딸이 둘 있는데, 아이들에게 늘 하는 말이 있다. '결혼을 한다면 젊은 대머리 사내를 골라라.' 머리숱이 적은 상태, 즉 대머리는, 테스토스테론에서 생성되는 DHT가 원인이다. 젊은 대머리 남자는 대체로 DHT가 많다고 볼 수 있다. 물론, 사회적으로 성공할 가능성이 커서 그런 남성을 찾으라는 것은 아니다. 내가 관찰한 바로는 대머리에 비교적 상냥한 남성이 많았다. 남성호르몬이 많으면 여성호르몬도 많아지고, 상냥한 성격을 갖췄을 거라는 게 내 나름의 판단이다. 젊은 대머리 사내야말로 딸아이를 소중히 아껴줄 확률이 높다.

소리 없이 다가오는 남성 갱년기

여성은 폐경을 맞으면, 여성호르몬이 급작스레 감소하면서 갱년기 장애가 말그대로 들이닥친다. 남성도 나이를 먹으면서 고환 기능이 서서히 떨어지며, 이른바 남성 갱년기 증상이 찾아온다. 남성의 갱년기는 본인이 알아차리지도 못할 정도로 조용히 시작된다. 갱년기 장애는 남녀 모두 겪는데, '여성은 벼랑에서 떨어지는 느낌, 남성은 낮은 언덕을 내려오는 느낌'이라고 표현한다.

최근 남성 갱년기 장애를 '남성 성선기능저하증(late-onset hypogonadism; LOH증후군)'이라 부르며 주목하고 있다. LOH증후군은 보통 단순 우울증으로 취급하는 일이 많지만, 사실은 많은 초식성 중년 남성을 괴롭히는 병이다. 그 초기 증상에 어떤 것들이 있는지 알아보자.

성공을 위한 호르몬인 남성호르몬, 역시 타인과 승부를 건 게임에서 그 위력을 발휘한다. 경주에서 일등을 한 아이가 꼴등을 한 아이보다 경기 직후 테스토스테론 농도가 높다는 보고도 있다. 테스토스테론 분비는 하루 중에도 시간대에 따라 달라지는데 아침에는 많이, 저녁에는 적게 분비된다. 따라서 중요한 결정은 아침에 내리는 게 좋다. 또 테스토스테론은 공포를 느끼는 뇌의 편도체라는 부위의 신경 작용을 억제하기 때문에, 화가 난다면 아침에 화를 내는 편이 보다 이성적일 수 있다. 저녁 무렵에 쉽게 우울해지는 것은 테스토스테론 저하가 한몫 단단히 한다. 도전정신이 사라지고, 상처받기 쉽고, 툭하면 우울해지는 것은 남성 갱년기의 확실한 증상이다(물론 이른 아침의 발기 장애도 주요한 증상이다).

더 객관적인 증상으로 야간의 빈뇨를 꼽을 수 있다. 밤에 몇 번이고 화장실에 가고 싶어지는 증상에는 여러 가지 원인이 있는데, 남성 갱년기도 그 원인 중 하나다. 소변을 나오지 않게 하는 바

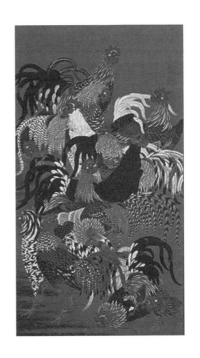

이토 자쿠추의 <군계도>

소프레신은 남성형 애정 호르몬이라고 했다. 바소프레신은 남성 호르몬의 양에 따라 분비량이 달라진다. 갱년기가 되어 남성호르몬이 줄어들면 바소프레신 분비도 줄어, 결국 자는 동안에도 오줌을 싸고 싶어지는 것이다. 밤에 화장실을 여러 번 가는 사람은 갱년기 장애 증상이 발생할 확률이 높다는 추적 조사 보고도 있다.

자랑은 아니지만 나는 유난히 방향 감각이 떨어진다. 사실 남성호르몬은 지도 위에서 자신의 위치를 파악하는 공간인지 능력과도 관련이 있다. 이토 자쿠추는 내가 좋아하는 에도시대의 화가인데, 앞의 그림은 그의 대표작 중 하나인 〈군계도〉다. 이 그림을 여러 사람에게 보여주고 잠시 뒤에 그림을 가리고는 그림의 내용에 관해 물어본 적이 있다. 여자 몇몇은 닭이 몇 마리 있었는지 대답할 수 있었지만, 남자 중에는 대답한 사람이 하나도 없었다. 여자는 대체로 전체 구성을 파악하는 힘이 강하다. 그에 반해, 남자는 세세한 부분인 닭 볏의 색깔, 눈 모양, 날개 색깔 등에 먼저 관심을 보였다. 이것은 먼 옛날, 남자는 넓은 초원에서 보호색으로 몸을 숨긴 동물을 딱 집어내는 사냥을 했기 때문이라는 설도 있다. 이렇게 목표를 정확하게 짚어 인식하는 힘은 남성호르몬의 작용이다. 따라서 부쩍 길을 자주 잃거나 헤맨다면 남성 갱년기를 의심할 수 있으므로 주의해야 한다.

소리 없이 다가오는 남성 갱년기를 막으려면 어떻게 하면 좋을까? 우선 살이 찌면 남성 호르몬 분비가 줄어든다. 역시 여기서도 다이어트가 중요하다. 도박을 권할 생각은 아니지만, 그래도 경쟁을 유발하는 경기의 흥분과 긴장은 남성호르몬 유지에 도움이 된다. 나는 경마 경주를 보러 갈 때면 갱년기 예방 차원에서(?) 마권을 꼭 사곤 한다.

밤에 밝은 빛을 내는 전자기기를 사용하면 몸에 좋지 않다는 이야기를 했는데, 밤에 쬐는 밝은 빛은 테스토스테론 분비를 떨어뜨린다. 외국에서는 대부분 간접조명을 하지, 천정에 등을 달아 방을 환하게 밝히지 않는다. 유학 중에 그 생활에 익숙했던 나는, 귀국 직후 방 조명이 너무 밝아 적응하기가 힘들었다. 갱년기를 앞둔 남성에게는 은은한 밝기가 가장 좋다.

일에서 성공하고 싶다면,

◎ 사소한 '나만의 쾌락'에 집착하지 않는다.

◎ 중요한 결정은 아침에 내린다. 화를 낼 일이 있다면, 저녁보다는 아침에 화를 낸다.

◎ 가끔은 가슴을 뛰게 하는 승부에 도전한다.

가정을 잘 가꾸고 싶다

여성호르몬과 젖분비호르몬

여성의 건강한 몸을 책임진다

육아에는 주위 사람의 이해와 협력이 중요하며, 그 과정에서 옥시토신이 활약한다고 했다. 그러나 아이를 낳고 제대로 키우려면 누구보다 어머니가 힘을 발휘해야 한다. 여성호르몬의 가장 커다란 역할이 바로 어머니의 힘을 북돋우는 것이다.

여성호르몬은 여성 생식기의 발육을 촉진하고, 성장기에는 유선과 유방을 발달시킨다. 또한 월경 주기에는 배란을 막거나 자궁내막을 두껍게 만든다. 그뿐 아니라 뇌를 자극하여 옥시토신에 대한 감수성을 높여, 이른바 여성 뇌를 완성한다. 이러한 작용은 아이를 낳아 기르는 것과 깊은 연관이 있는, 많이 알려진 여성호르몬의 작용이다. 그러나 그 무엇보다 여성호르몬의 훌륭한 점은 살아남기 위해 필요한 인간의 기초 체력을 길러 준다는 것이다.

요즘에는 가정에서 가사에 대한 남녀의 역할 분담이 점점 달라지고 있지만, 과거에는 남자에게 육아에 대한 기대는 거의 하지 않았다. 여자인 어머니가 가능한 건강하게 살면서 아이를 제대로 키울만한 체력을 유지하는 것이 중요했다. 여성호르몬은 튼튼한 여성의 몸을 만드는데도 중요한 역할을 한다. 가정을 지키며 흔들림 없이 아이를 키우기 위해서는 우선 여성 자신이 튼튼해야 한다. 여성호르몬은 임신과 출산으로 칼슘을 잃어버리기 쉬운 여성이 칼슘을 확실히 모아둘 수 있도록 비타민 D를 활성화한다. 비타민 D는 장에 작용하여 칼슘의 흡수를 촉진하고, 신장에 작용해 칼슘이 소변으로 배출되는 것을 막는다. 또 골아세포라는 뼈를 만드는 세포도 활성화한다.

폐경을 맞은 여성은 여성호르몬이 갑자기 줄어들면서 뼈의 양이 감소하는 골다공증이라는 병에 걸리기 쉽다. 골다공증은 골절의 주요 원인이다. 환자수도 해마다 증가하고 있는데, 그 중 80퍼센트가 여성이라고 한다. 골다공증의 치료에는 여성호르몬이 이용되고 있다.

여성 대부분은 늘 자신의 체중에 신경을 쓰고, 다이어트에 관심을 갖고 있다. 그러나 오래 전, 항상 먹을 것이 부족했던 시대에는 풍만한 여성상이 풍족함과 건강, 다산과 행복의 상징이었다(사진 참조). 살이 찌기 시작하면 지방세포에서 렙틴이라는 호르몬이

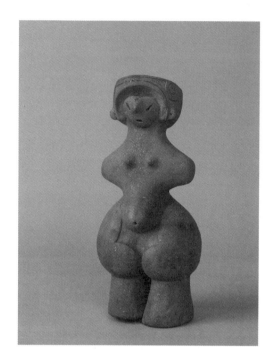

일본의 선사시대 유물 '조몬의 비너스'.
4500년 전 조몬 시대 중기에 제작. 일본 나가노 현 지노 시
요네자와의 다나바타 유적에서 출토. (일본 지노 시
교육위원회 소장)

활발히 분비되어 뇌에 더는 먹지 말라는 명령을 내린다. 이것은 지나치게 뚱뚱해지는 것을 막기 위한 피드백 작용이다. 그런데 여성의 몸에는 어느 정도의 렙틴이 분비돼 있어야 한다. 적당하게 살이 붙어 있어야 임신이 가능하기 때문이다. 다시 말해, 여성에게 적당하게 살이 쪄있다는 것은 아이를 낳을 수 있는 대전제인 셈이다.

여성호르몬은 열량이 조금이라도 남으면 장래를 대비해 소중히 보관해 두려는 기능이 있다. 췌장에서 분비되는 인슐린은, 음식물 섭취가 많아 혈당이 올랐을 때 여분의 열량을 중성지방으로 만들어 지방세포에 축적한다. 여성호르몬이 인슐린 분비를 높여 그 작용을 돕는다. 또한 뇌에 작용하여 먹는 행위를 자체를 자극한다.

여성호르몬은 원활한 혈액 순환을 위해 혈관을 튼튼하게 만드는 기능도 한다. 나쁜 콜레스테롤(저밀도지단백LDL 콜레스테롤)을 줄이고, 착한 콜레스테롤(고밀도지단백HDL 콜레스테롤)을 늘린다. 또 앞서 언급한, 혈관에서 분비되는 혈관확장호르몬인 일산화질소의 분비를 늘려 혈관을 확장해 동맥경화나 혈전이 생기지 않게 한다.

2014년 기준 일본인의 평균수명은 남자가 80.50세, 여자가 86.83세다. 1947년에는 남자는 50.06세, 여자는 53.96세였다. 이런 차이가 생기는 이유 중 하나는 예전에는 항생물질이 많지 않아, 출산 후 감염으로 사망하는 산모가 많았기 때문이다. 그러나 이후에 여성의 수명이 크게 늘었고, 최근에는 6.4년이라는 남녀의 수명 차이가 상당기간 유지되고 있다. 이 사실은 여성호르몬에 인간의 수명을 연장하는 힘이 있다는 것으로 해석할 수 있다.

사망 원인을 해석한 통계를 살펴보면 전세계적으로 담배가 압도적인 1위를 차지하고 있다. 일본에서는 연간 12만 명이 흡연이 직·간접 원인이 되어 사망한다. 2위는 고혈압이며, 그 사망자 수는 연간 10만 명이다. 1, 2위 모두 혈관에 직접적인 장애를 끼치는 경우임을 알 수 있다. 여성은 여성호르몬이 혈관을 지켜 주고 있어서 남성보다 오래 살 수 있다. 하지만 폐경기 이후의 연령대에서 살펴보면, 혈관장애로 인한 사망률은 여성이 남성보다 높다. 또 폐경을 겪은 흡연 여성이 심근경색을 일으키면, 남성보다 심각한 상태에 빠져 생명의 위기를 맞는 일도 종종 있다. 안타깝지만 여성이 인생의 후반전을 맞으면, 여성호르몬의 빈자리가 더욱 크게 느껴진다.

월경 전 초조함은 여성호르몬의 기분 표현

여성호르몬에는 에스트로젠(난포호르몬)과 프로제스테론(황체호르몬)의 두 종류가 있다고 했다. 여성의 경우, 에스트로젠은 배란을 준비하는 호르몬으로, 생리가 끝나갈 무렵부터 배란하기 전까지 활발하게 분비된다. 프로제스테론은 배란 후에 분비되며 배란을 억제하고, 수정한 난자가 자궁 안에서 잘 자랄 수 있도록 준비한다.

앞에서 설명했듯이 성호르몬은 시상하부에서 분비되는 FSH(난포자극호르몬)와 LH(황체형성호르몬)가 조절하고 있다. 여성에게 한 달에 한 번, 월경 주기가 있는 것은, 뇌가 한 달이라는 시간을 달이 찼다가 빠지는 것으로 자연스레 느끼기 때문이라고 생각된다. 난포자극호르몬FSH과 황체형성호르몬LH은 월 단위로 주기적으로 분비된다.

그래서 옛날부터 달을 여성의 상징으로 취급하는 경우가 많았다. 그리스 신화에서도 태양의 신 아폴론과 달의 여신 아르테미스가 쌍둥이로 등장한다. 이자나기와 이자나미(일본 신화에 등장하는 남매이자 부부인 남신과 여신)는 아들을 셋 뒀다고 알려져 있는데, 차남이자 밤을 총괄하는 신인 쓰쿠요미노 미고토는 '달을 읽다'라는 뜻으로, 실제로는 여자라는 설도 있다.

남성의 경우, LH의 작용으로 테스토스테론이 만들어지고 FSH의 작용으로 정자가 성숙하지만, 시간 감각이 여성만큼 확실하지 않아서 FSH와 LH가 주기적으로 분비되는 것은 아니다. 그래서 남성은 언제라도 생식이 가능하다.

비만이 되면 월경이 끊기는 경우가 있다. 다낭포성난소증후군(영어로는 줄여서 PCO라고 부른다)이라고 하며 최근 주목을 받고 있다. 비만 여성에게 흔히 나타나며 비만 인구가 많은 해외에서는 발병 빈도가 상당히 높다. 여성호르몬은 남성호르몬에서 만들어진다고 했는데, 이 병은 비만과 동반하여 난소의 테스토스테론으로 에스트로젠을 만드는 과정에 장애를 일으킨다. 그 결과, 배란은 일어나지 않고 난소 안에 배란이 되지 않는 난세포가 쌓여 낭포(주머니 모양의 구조)가 잔뜩 남는다. 에스트로젠으로 바뀌지 못한 테스토스테론의 농도가 높아지면 환자는 목소리 톤이 낮아지고, 수염이 자라는 등 남성화를 보이기도 한다. PCO까지는 아니더라도 비만 여성은 생리불순으로 고민하는 경우가 많다. 이 증상 역시 PCO와 같은 원리에서 일어날 가능성이 있다.

살이 찌면 여성은 달의 차고 빠짐을 감지하는 감수성이 둔해질 수 있다. 일본에서 가장 오래된 이야기 중 하나로 알려진 다케토리 모노가타리의 가구야 히메는 천황의 구애를 거절하고 팔월 보름달이 뜨던 밤에 달로 돌아갔다고 한다. 약 천년 전의 일본인도 여성호르몬이 달을 느낀다고 확실히 인식했던 것이다. 만약 가구야 히메가 살이 쪘다면 달로 돌아가기는 어려웠을 테니, 그녀는 날씬한 미녀였지 않았을까 싶다.

월경을 7~10일 정도 앞두고, 정기적으로 몸이 붓거나 배가 아프고 초조하며 불안한 느낌에 괴로워하는 여성이 많다. 이것을 월경전증후군이라고 부른다. 전체 여성의 약 5퍼센트가 이런 증상을 겪고 있는데 그 원인은 아직 확실하게 밝혀지지 않았다.

앞에서 설명했듯이 에스트로젠은 배란 준비를 하는 호르몬이다. 반면, 프로제스테론은 배란 후에 분비량이 급격히 늘어나 다음 배란을 억제하는 한편, 정자와 난자가 수정되면 수정란이 무사히 자궁에 착상할 수 있도록 준비를 한다. 즉, 이 두 호르몬은 성격이 다르다. 에스트로젠은 수정을 목표로 하기 때문에, 남성을 원하는 공격형 호르몬이다. 프로제스테론은 이미 남성을 찾아 수정을 완료한 상태에서, 앞으로 아이를 제대로 키우려고 하는 시기에 필요한 호르몬이다. 어떤 의미에서는 수비형 호르몬이라고도 할 수 있다.

프로제스테론의 상태를 알 수는 없지만 아마도, '남자는 이제 필요 없어', '더는 아이를 갖고 싶지 않아'라며 방어선을 치고 있을 것 같다. 배란 후에 수정란의 착상이 없으면 프로제스테론 분비는 점차 줄어든다. 이렇게 프로제스테론의 분비가 줄어드는 것이 월경 전 느끼는 초조함과 관련이 있다는 의견이 있다. 즉, 방어하는 힘이 떨어져 프로제스테론이 불안을 느낀다는 것이다. 다른 남자가 나를 덮치지는 않을까 하며 걱정하는 것이다. 혹은 수정에 실패한 것을 안타깝게 생각하는 것일지도 모른다. 이러한 프로제스테론의 기분 표현이 월경전증후군을 일으킨다고도 생각할 수 있다. 그래서 줄어드는 프로제스테론을 보충하기 위해 저용량의 피임약을 월경전증후군의 치료에 이용하기도 한다.

그러는 동안 월경이 다시 시작되면 프로제스테론은 더욱 줄어들고 공격적 여성호르몬인 에스트로겐이 많아진다. 이 상태가 되면 증상은 거짓말 같이 사라진다. 생리 중에는 출혈로 힘들어하는 여성도 있지만, 기분은 그렇게 나쁘지 않다고 한다. 마음을 다잡고, 다음 남자를 찾으러 가자 라는 기분일 것이다. 여성은 남성보다 전환이 훨씬 확실하다(고 남자인 나는 생각한다).

주책 아줌마는 어떻게 만들어지는가?

폐경을 맞으면 여성호르몬 분비가 부쩍 줄어든다. 여성은 태어나면서 난소에 약 200만 개의 난세포를 갖게 되는데, 그 중 400~500개의 세포가 배란이 되면, 여성호르몬을 만드는 난세포가 활동을 멈춘다. 그러면서 여성은 폐경기에 찾아오는 얼굴 홍조나 그 밖의 여러 가지 갱년기 증상으로 고생한다.

하지만 폐경기 여성을 지속적으로 관찰하면, 처음에는 투덜투덜 불평을 늘어놓고 불안해하다가도, 시간이 지날수록 그런 증상이 줄고 점차 활기를 띤다는 인상을 받는다. 성격이 다소 바뀐 것 같다는 사람도 많다. 적극적이라고 할지, 얼굴이 두꺼워졌다고 할지(그 나이대의 여성이 들으면 화를 낼지도 모르지만) 다른 말로 하면, 아줌마의 주책이 시작되는 것이다.

남녀 모두 부신에서 남성호르몬이 약하게 생성되는데, 그 양은 고환에서 만들어지는 테스토스테론의 20분의 1에 불과하다(안드로스텐다이온, DHEA). 여성이 분비하는 남성호르몬은 이 부신에서 만들어지는 것이 전부다. 그래도 이 양은 여성호르몬보다 10배 이상이나 많다. 여성이 평생 분비하는 여성호르몬의 양은 대략 스푼 하나 정도밖에 되지 않기 때문이다.

폐경기를 맞이하면 난소의 기능은 급격히 떨어지지만, 부신의 기능에는 여전히 문제가 없다. 그래서 여성이 폐경기를 맞으면, 여성호르몬의 양은 줄어드는데 남성호르몬의 양에는 큰 변화가 없게 된다. 여성호르몬과 남성호르몬의 균형이 폐경기에 들어와 무너지면서 남성호르몬이 우위를 차지하게 되는 것이다. 여성호르몬이 적어져 당황해 하던 여성도 점차 그런 상황에 익숙해지면서, 부신에서 생성된 남성호르몬에 보다 많이 의지하게 된다. 폐경기 여성은 이렇게 갱년기 장애를 극복하고 남성화, 다시 말해 주책 아줌마로 변신하게 된다.

여성들은 할 수만 있다면 여성호르몬의 기능을 최대한 유지해 여성미를 오래도록 간직하고 싶을 것이다. 매달 생리통의 고통에 시달리긴 했지만, 그래도 폐경이라니 역시 여자로서는 이제 끝인가 싶어 씁쓸함을 감출 수 없다는 게 여성들의 공통된 의견이다. 일반적으로 월경의 양은 지난달 여성호르몬의 생성량에 비례한다. 월경 양이 줄거나 월경 주기가 짧아지는 것은 난소의 여성호르몬 분비 저하, 즉 갱년기 초기 증상으로 볼 수 있다. 여성호르몬을 오래 분비하려면 난소를 튼튼히 관리해야 한다. 임신·출산·육아에 대한 여성들의 입장이야 사람마다 다르겠지만, 어떤 입장이든 난소가 건강해야 임신, 출산, 수유의 과정을 무리없이 보낼 수 있다. 또 생활 속 스트레스를 줄이고, 잠을 충분히 자 뇌를 안정시키고, 난소를 자극하는 시상하부 호르몬과 뇌하수체 호르몬의 분비를 활발하게 유지하는 것이 중요하다.

갱년기가 찾아오면 달마다 여성을 괴롭히던 증상은 사라져 버린다. 그리고 그것을 극복한 여성은 제2의 인생을 또 다른 뇌, 즉 남성뇌를 갖고 살아간다. 사고방식이 바뀌는 것이다. 주책 아줌마는 창피한 줄 모르고, 늘 즐거운 듯이 큰 소리로 웃는다. 만약 지금 갱년기 장애로 괴로워하는 여성이 있다면 희망을 갖기를 바란다. 괴로움은 곧 사라질 것이고, 이전과는 전혀 다른 삶이 찾아올 것이다.

월경전증후군의 치료에 피임약을 사용하기도 한다고 했는데, 피임약 특히, 먹는 피임약은 여성호르몬인 에스트로겐과 프로제스테론이 모두 배합된 약이다. 여성호르몬은 콜레스테롤로 만들어진 스테로이드 호르몬으로, 먹으면 효과가 있는 호르몬이라 약으로 먹어도 효력이 있다. 피임약은 월경전증후군 외에 자궁출혈, 월경불순, 자궁내막증 등 여성을 괴롭히는 여러 증상의 완화에 사용된다. 또한 여성 갱년기 장애에도 효과가 있는데, 증상에 따라 서로 다른 작용을 한다.

먹는 피임약으로 복용할 때는, 건강한 가임여성의 난소 기능을 떨어뜨리기 위해 사용한다. 주인공은 프로제스테론이다. 프로제스테론은 시상하부의 뇌하수체에서 분비되는 난소자극호르몬의 분비를 억제한다(네거티브 피드백). 그 결과, 배란이 억제되어 자궁 안쪽을 덮고 있는 내막의 성장이 억제되면서 수정란이 착상하기 어려워져 임신이 일어나지 않게 된다. 에스트로겐을 동시에 투여하는 것은, 내막의 성장을 지나치게 억제하면 내막이 벗겨지는데 이때 일어나는 출혈을 방지하기 위해서다.

한편, 여성호르몬이 줄어들어 일어나는 갱년기 장애에는 난소의 기능을 높이기 위해 피임약을 사용한다. 주인공은 에스트로겐이다. 피부를 매끄럽게 하고, 안면 홍조나 손발저림, 질 건조증을 개선하고, 초조함과 두통을 없애준다. 프로제스테론을 함께 투여하는 것은, 자궁 내막을 지나치게 자극하여 자궁내막증이나 암이 일어나는 것을 막기 위해서다. 이전에는 사용하던 약제의 종류나 배합량에 문제가 있었고 혈전이 생기기 쉬워, 유방암 발생률이 증가하는 문제점이 있었다. 그러나 약이 개량을 거듭해 최근에는 안전하게 난소의 기능을 조절할 수 있게 되었다. 단, 담배를 피우는 여성에게는 부작용(혈관 장애)이 생기기 쉬우므로, 피임약을 복용하려는 여성 흡연자는 의사와 먼저 상담하는 것이 좋다.

자기집착을 없애는 젖분비호르몬

우유를 마시자는 말, 자주 듣는다. 초등학교 급식에도 빠지지 않는다. 우유는 칼슘이 풍부해 영양가는 확실히 높지만, 지방 성분이 많고 전립선암과의 연관성 때문에 우유의 장단점에 대한 논의가 새롭게 이루어지고 있다.

젖 분비에 관련된 호르몬에는 프로락틴이 있다. 프로락틴은 성장호르몬과 형제 관계로, 하등생물도 갖고 있는 대표적인 호르몬이다. 199개의 아미노산으로 이루어져 있으며 성장호르몬처럼 뇌하수체에서 분비되는데, 태반이나 자궁에서도 만들어지며 아이의 수유에 도움을 준다. 젖분비호르몬이라고도 불린다.

프로락틴은 성장호르몬과 같이 사춘기 때 활발히 분비되어 유선을 발달시킨다. 그리고 임신을 하면 배란을 억제해 임신한 자궁을 유지하도록 하며, 출산 후에는 젖의 합성과 분비를 촉진한다. 아기가 엄마의 젖을 빨아먹는 행동은 엄마에게 프로락틴을 활발히 분비하게 하여 엄마의 가슴을 더욱 풍만하게 만든다. 프로락틴은 모유에도 포함돼 있어 아기의 소화를 돕는 역할도 한다. 엄마와 아기는 프로락틴으로 단단하게 이어져 있는 것이다.

자신이 흥미를 느끼는 것을 어떻게든 갖고 싶게 만드는 물질인 도파민은 기분이 좋고 나쁨의 감정을 조정한다고 소개했다. 이 도파민은 프로락틴의 분비를 억제한다. 아기가 엄마의 젖을 물면 엄마의 뇌에서 도파민 방출이 억제되고, 그 결과 프로락틴의 분비가 촉진된다. 젖을 물리고 1~3분이 지나면 혈중 프로락틴 농도가 증가하기 시작한다.

정신안정제에는 도파민 기능을 억제하는 성분이 있다. 물건에 집착하는 마음을 누르기 위해서다. 그래서 정신안정제와 같은 약제를 복용하면 프로락틴의 분비가 과잉된다. 그러다 보니 아기가 없어도 젖이 나오거나 월경이 끊기는 일이 생긴다. 이것을 무월경 젖분비증후군이라 부른다. 도파민에 의해서 생기는, 원하는 것을 어떻게든 손에 넣고 싶은 자기중심적 마음이 사라지면, 기분이 누그러지면서 자신의 아이에게 젖을 주려는 마음이 생긴다. 인터넷 쇼핑 등 충동구매가 고민인 엄마라면 아기에게 젖을 물리는 즉시 고민이 해소될 것이다.

프로락틴은 수유와 관련있는 젖분비호르몬이지만, 옥시토신과 마찬가지로 남성들도 갖고 있으며 임신하지 않은 여성이라도 프로락틴은 분비된다. 흥미롭게도 남성의 프로락틴은 사정 후 성욕이 급속히 떨어지는 것과 관련이 있다. 섹스를 마치면 여성은 상대의 곁에 있고 싶어 하지만, 남성은 여성과 약간 거리를 두고 싶어 하는 경우가 많다. 이때 남성에게 작용하는 프로락틴은 여성에게 작용하는 프로락틴과 유사한 기능을 한다. 여성은 임신을 하게 되면 프로락틴을 분비하여 배란이 계속되는 것을 억제하는데, 남성도 이와 마찬가지로 사정 후 여성이 안정적으로 임신을 하도록 프로락틴을 분비하여 여성을 잠시 멀리하게 되는 것이다.

모유와 장내세균

임신, 출산, 육아와 관련된 기능 외에 프로락틴의 다른 작용은 별로 알려진 게 없다. 하지만 일찍이 호르몬이 많지 않던 생물에게 프로락틴은 거의 만능 호르몬이었을 것이다.

민물에 사는 물고기는 주위의 물보다 몸속 염분(정확하게는 물에 녹아있는 이온, 즉 전해질)이 높아서, 그대로 두면 염도가 높은 몸속으로 물이 들어와 몸이 빵빵하게 부풀어 오른다. 프로락틴은 수분과 염분의 농도를 조절해 젖 속 영양분(포도당과 갈락토스가 결합한 락토스)의 농도를 유지한다. 물고기도 이러한 프로락틴의 작용으로 몸속 염분과 수분량을 조절한다.

올챙이는 개구리로 성장하면서 꼬리가 짧아지는데, 단순히 겉

모습만 달라지는 것이 아니다. 개구리가 되면 먹이가 완전히 바뀌게 되어, 지상의 딱딱한 먹이를 소화할 수 있도록 소화관 자체가 변한다. 장이 변하는 사이에 올챙이는 아무 것도 먹을 수가 없다. 이때 에너지로 쓰이는 것이 바로 자신의 꼬리다. 변태를 할 때, 자기 신체의 일부를 비상식량으로 삼는 것이다. 이 비상식량, 어떤 의미에서 보면 자신에게 주는 젖을 만들어내는 것도 프로락틴의 역할이다. 파충류의 프로락틴은 식욕을 높여 지방을 축적하게도 한다. 조류에서도 같은 작용을 하여 먼 거리로 이동할 준비를 돕는다. 프로락틴은 진화의 과정에서 자신의 모습은 바꾸지 않으면서도 상황마다 새로운 작용을 발휘하는, 뭐든지 해내는 만능 호르몬이었다.

재미있는 것이 유즙에는 고농도의 프로락틴이 들어 있다. 엄마가 아이를 낳게 되면, 엄마의 유즙에 상당량의 프로락틴이 들어간다. 아기는 엄마의 젖을 빨면서 프로락틴을 섭취하게 되는 것이다. 이때 프로락틴이 아기에게 어떠한 작용을 하는지는 아직 별로 연구된 바가 없다. 프로락틴은 아미노산으로 만든, 먹어도 효과가 없는 호르몬이라, 섭취하면 장내 소화액에 소화되어 아미노산으로 뿔뿔이 흩어져 버린다. 따라서 프로락틴으로 흡수되어 혈액 속을 돌아다닐 일은 없으므로, 아기의 몸에 영향을 끼치지는 않는다.

그러나 소화되는 과정에서 미처 흩어지지 못한 프로락틴이 남아, 장 표면의 장 세포에 직접 효력을 발휘할 가능성은 있다. 물고기의 경우에는 프로락틴이 장 세포 성장을 조절하는 것으로 알려져 있다. 프로락틴은 아마도 아기의 장에 작용해 장 세포를 건강하게 하고, 소화 흡수에 중요한 역할을 하는지도 모른다.

지금 우리 장 속에 사는 장내세균이 큰 관심을 받고 있다. 우리 몸 속의 장내세균은 영양분의 흡수를 돕는다. 그러나 동시에 지금까지 생각할 수 없었던 많은 병과 연관이 있는 것으로 밝혀지고 있다. 아기의 장 속 세균은 섭취하는 젖에 들어있는 세균이 좌우하는데, 아기 때 장 속에 자리 잡은 세균은 기본적으로 평생을 함께한다. 모유에는 비피더스균이나 젖산균 등과 같이 몸에 좋은 작용을 하는, 호르몬과 같은 효능을 지닌 물질을 만드는 세균이 풍부하게 포함되어 있다. 반면 분유에는 모유보다 약 10배나 많은 대장균과 장구균 등 몸에 나쁜 영향을 끼치는 세균이 들어있다. 분유로 자란 아기가 모유를 먹고 자란 아기에 비해 병에 걸리기 쉽고 사망률이 높다는 보고도 있다.

모유에 포함된 세균의 종류나 양은, 모유 속 프로락틴 등의 호르몬이 조절할 가능성이 있다.임의로 정한 출산 예정일에 맞춰 제왕절개를 한 엄마의 모유가, 긴급하게 제왕절개를 한 엄마의 모유보다 세균 양이 적다는 보고가 있다. 호르몬의 기능에 따라 순조롭게 분만 준비를 할 수 있던 엄마(자연분만을 하려다가 상황이 여의치 않아 급하게 제왕절개를 하게 된 경우)가, 호르몬의 준비가 충분치 않은 진통 시작 전 단계의 엄마(의사가 임의로 예정일을 잡아 제왕 절개를 한 경우)에 비해 모유 속 세균 발육이 좋은 것으로 나타났다. 즉, 호르몬은 모유에 포함된 세균의 영양분을 조정하고 생육까지 조절하는 것인지도 모른다.

여성이 튼튼하고 건강하고 싶다면,

◎　칼슘을 충분히 섭취한다.

◎　갱년기 장애에 당황하지 않는다.

◎　아기는 되도록 모유로 기른다.

⑤

다시 태어나고 싶다
갑상선호르몬

우리에게는 리셋 버튼이 있다

아무리 애를 써도 일이 잘 안 풀리고 답이 없을 때, 모든 것을 리셋하고 새롭게 시작하고 싶은 충동에 사로잡힌다. 이런 욕망을 실현시켜주는 호르몬이 갑상선호르몬이다. 갑상선은 목의 울대뼈 부근에 있으며 나비 모양으로 생겼다. 갑상선호르몬은 티로신이라는 아미노산 두 개가 결합하여 만들어진 호르몬으로, 아이오딘이 결합해야 활성화된다. 원자력 발전소 사고로 갑상선에 관심이 집중되고 있다. 원자력 발전소에서 발생하는 고농도의 방사성 아이오딘이 갑상선에 흡수되면서 갑상선암 발병률을 높이기 때문이다.

새로운 세계에 뛰어들 때는 몸과 마음을 새롭게 해야 한다. 그러려면 많은 에너지가 필요한데, 이때 힘을 발휘하는 것이 갑상선 호르몬이다. 올챙이가 개구리로 변신할 때, 젖분비호르몬인 프로락틴으로 자신의 꼬리를 발달시켜 식량으로 삼는다고 했다. 이 식량 저장고인 꼬리를 실제로 소화시켜 개구리로 변신하도록 돕는 것이 갑상선호르몬이다. 다시 말해, 몸을 희생하여 에너지를 만들어내 힘이 솟도록 하는 것이 갑상선호르몬의 역할이다.

어느 해인가 9월경에 홋카이도의 신치토세 공항 근처 시코쓰호수를 찾은 적이 있다. 호수에서 흘러나오는 치토세 강을 수많은 연어들이 거슬러 올라가는 광경을 보고 크게 감동했다. 연어는 담수에서 태어나 1년 이상을 강에서 살다가, 바다로 떠나 성장해 2~5년 후가 되면 반드시 자신이 태어난 강으로 돌아와 산란을 한다.(2년 만에 돌아오는 연어는 케이지라고 부르는데, 포획한 연어 천 마리당 한 마리 꼴로 잡혀 상당히 귀하다. 맛에 대해서는 워낙 고가라 먹어본 적이 없어 잘 모르겠다.)

육상생물의 눈에는 강에서 바다로 이동하는 것은 같은 물 속이니 별일 아닐 거라고 생각하기 쉽다. 하지만 그곳에 사는 물고기에게는 하늘과 땅만큼이나 다른 세계다. 두 물의 염분 농도가 전혀 달라, 담수에서는 몸 속으로 염분을 흡수해야 하고, 바닷물에서는 반대로 몸 속으로 들어온 여분의 염분을 몸 밖으로 버리는 구조가 필요하기 때문이다.

이러한 변화는 연어의 몸 표면에 색으로 나타난다. 몸에 암갈색의 얼룩무늬가 있는 상태가 담수에 살 당시의 연어이고, 바다로

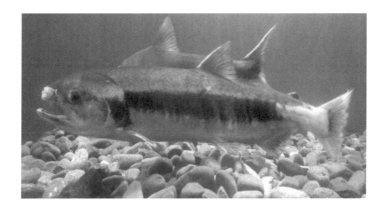

산란을 위해 치토세 강을 거슬러 올라가는 연어 한 쌍. (저자 사진)

떠날 때는 일반적으로 알고 있는 연어의 색깔인 은백색을 띤다(은화변태라고 한다). 이 변태에 갑상선호르몬이 필요하다. 바다에서 강으로 돌아올 때는 다시 원래의 색을 되찾는다. 현지인의 말에 따르면 너도밤나무가 들어간 연어로 불린다고 한다. 너도밤나무 나무껍질이 얼룩무늬처럼 갈색과 백색이 섞여 있는데 이와 비슷하기 때문이라고 한다(그림 참조).

연어가 자신이 태어난 강을 어떻게 기억해 내는지는 아직 해명되지 않았다. 하지만 연어가 은백색을 띠고 바다로 향할 때, 냄새를 구분하는 뇌 부분에 갑상선호르몬의 감수성이 높아진다는 연구결과가 있다. 연어는 갑상선호르몬의 힘으로 자신이 태어난 강의 냄새를 확실히 기억에 새기고 바다로 여행을 떠나는 게 아닐까?

기운이 없는 것이 단지 나이 때문만은 아니다

인간은 변태를 하지는 않지만, 태어나서 죽을 때까지 모습이 조금씩 변한다. 갑상선호르몬은 이 과정에서 영양소를 에너지로 바꿔 건강하게 성장하도록 한다.

선천적으로 갑상선 기능이 약한 아기는 몸이 허약하고 식욕이 없으며, 변비에 잘 걸리고 목소리가 갈라지기도 한다. 크레틴 병으로, 아기 3000~5000명당 1명꼴로 걸리는 꽤 흔한 병이다. 갑상선호르몬이 성장호르몬의 작용을 돕는 만큼 크레틴 병을 앓는 아기는 성장이 느리고 지능이 낮아지기도 한다. 생후 2개월 이내에 발견하여 갑상선호르몬을 투여할 필요가 있다.

나이가 들어 갑상선 기능이 떨어져도 크레틴 병 증상이 서서히 나타나기 시작한다. 나른함, 피곤함, 빈혈, 변비 등 이른바 노화로 볼 수 있는 증상인데 나이탓이라며 지나치기 쉽다. 장수 여성인구가 증가하는 가운데, 만성 갑상선기능저하증 여성 환자도 점점 늘고 있다는 사실에 주목해야 할 것이다.

갑상선기능저하증의 특징은 콜레스테롤 수치가 높지 않던 사람이 갑자기 혈중 콜레스테롤 수치가 높아지는 것이다. 콜레스테롤은 스테로이드 호르몬의 원료 등 여러 물질의 재료인데, 갑상선호르몬이 줄어들면 콜레스테롤을 이용해 외모를 건강하게 유지하려는 힘이 떨어진다. 그래서 사용되지 않는 콜레스테롤의 양이 많아지면서 혈중농도가 상승한다. 보통 나이를 먹으면 젊을 때보다 자신의 외모에 신경을 쓰지 않게 된다. 하지만 치장에 흥미를 잃은 중년 여성이 검진에서 콜레스테롤 수치가 갑자기 높게 나오면 한 번쯤 갑상선 검사를 해보는 편이 좋다.

반대로 갑상선의 기능이 너무 활발해지는 갑상선기능항진증이라는 병이 있다. 갑상선을 자극해 갑상선호르몬을 많이 만들게 하는 물질이 생기면 이 병에 걸리게 된다. 갑상선기능항진증 환자는 에너지 대사가 활발해져 몸에 열이 나고 식욕은 왕성해 지지만, 살이 자꾸 빠지고 설사 증상을 보이기도 한다. 심장이 자극을 받아 맥박이 빨라져 고혈압에 걸리기도 쉽고, 심장에 무리가 가면서 심부전에 걸리는 환자도 있다. 환자는 기분은 좋지만, 기운이 넘쳐서 피곤하다고 입을 모은다.

갑상선기능항진증 환자는 눈이 툭눈금붕어처럼 돌출된다는 특징이 있다. 시야가 겹쳐 보이거나 통증을 느끼기도 한다. 개인 차는 있겠지만, 여성 중에는 예뻐 보인다는 경우도 꽤 많다. 최근 들어 살이 점점 빠지고, 어쩐지 예뻐진 것 같다는 생각이 드는 여성들이라면 마냥 기뻐할 일만은 아닐 수 있다. 갑상선을 주의해야 하기 때문이다.

인간과 같은 항온동물은 어떤 환경에서든 체온을 일정하게 유지한다. 호르몬이 정상적으로 작동하기 위해서는 적당한 체온을 유지해야 한다. 무더운 여름과 추운 겨울이면 생활비에서 냉난방비가 차지하는 비중이 훌쩍 오른다. 체온도 마찬가지다. 몸의 온도를 항상 일정하게 유지하려면 상당히 많은 에너지가 필요하다. 우리 몸은 당분이나 지방성분을 에너지원인 ATP로 변환하기 위해 열을 발생시킨다. 체온 조절에 관련된 호르몬은 갑상선호르몬, 부신에서 분비되는 아드레날린, 교감신경에서 방출되는 노르아드레날린이다.

몇 년 전 유행했던 광고 중에 이런 에너지 음료 광고가 있었다. 당시 '힘들게 운동하지 않아도 이것 한 병이면 돼'라는 광고문구가 문제가 됐다. 갑상선호르몬은 어느 면에서는 에너지 호르몬이라고 할 수 있다. 갑상선호르몬이 과다 분비되는 갑상선기능항진증은 여성이 많이 걸리는데, 이 병에 걸린 환자는 체온이 높고 땀을 많이 흘린다. 의사가 진찰을 하면 약간 뜨겁다고 느낄 정도다. 영양분을 열로 바꾸기 때문에 점점 야위게 된다.

중년이 되면 살이 잘 찐다. 대사활동이 떨어져서라고 하는데, 대사활동을 촉진하는 호르몬의 기능이 떨어지는 것도 요인 중 하나다. 이렇게 말하면 살이 계속 찌는 중년에게는 에너지 호르몬을 추천하면 되겠다고 할지도 모르겠다. 하지만 갑상선호르몬은 심장을 자극하여 고혈압이나 부정맥, 심근경색을 일으킬 가능성이 있다. 인터넷에서 갑상선호르몬이 살 빠지는 약이라며 유행한 적이 있는데, 상당히 위험한 방법이다.

손이 차가운 사람은 마음이 따뜻하다?

손이 차가운 사람은 마음이 따뜻하다는 얘기가 있다. 사실일까? 인간이 만들어낼 수 있는 열은 사람에 따라 큰 차이가 없을 테니, '마음'을 따뜻하게 하려면 손과 같은 신체 일부의 열을 빼앗아와서 그렇지 않을까라고 생각할지도 모르겠다. 하지만 이것을 설명하기가 그리 쉽지만은 않다.

사람이 긴장을 하게 되면 교감신경이 흥분한다. 그러면 교감신경 세포에서 노르아드레날린이 활발하게 방출된다. 노르아드레날린은 체온을 유지하기 위해서 열 생산을 촉진하고, 동시에 열이 빠져나가는 것을 막는다. 피부의 혈관을 수축하여 따뜻한 혈액이 팔다리 보다는 몸의 중심인 심장으로 먼저 가게 한다.

그래서 자주 긴장하는 사람은 손이 차갑다고 할 수 있다. 분위기 파악을 잘하는 사람, 소위 눈치가 빠른 사람은 늘 주위에 신경을 쓰기 때문에 긴장하기 쉽다. 아마도 그래서 손이 차가운 게 아닐까 싶다. 또 그런 사람은 주위 사람을 따뜻하게 배려하는 마음을 지녔을 가능성이 크다. 결혼 상대를 찾을 때 하나의 조건으로 삼아도 좋을 듯하다.

젊었을 때는 손을 잡고 걸으면 여자들로부터 손이 따뜻하다는 이야기를 많이 들었다. 하지만 최근에는 스스로도 손이 차갑게 느껴질 때가 많다. 진찰하기 전에 손을 문질러 따뜻하게 한 뒤에 환자를 보고 있다. 나이가 들면서 마음이 따뜻해지고, 드디어 사람들을 배려하게 되었다고 생각하고 싶지만…. 아무래도 나이를 먹으면서 몸이 약해져 에너지 호르몬이 부족해서 그런 것 같다.

갑상선호르몬은 매일매일 변화를 통해 성장해 나가는데 필요한 원동력이다. 하지만 한번에 모든 것을 바꾸려고 한다면, 갑상선기능항진증처럼 몸에는 지나친 부담으로 돌아올 것이다. 하루하루 실질적인 노력이 중요하다. 천릿길도 한 걸음부터다.

몸에 갑작스런 변화가 왔다면,
◎ 나이가 들어 콜레스테롤 수치가 갑자기 상승헀다면 의사를 만나보자.
◎ 눈이 커지고 몸에 열이 많아지고 아무리 먹어도 살이 찌지 않는 여성은 검사를 받아보자.
◎ 출처가 불분명한 '살 빠지는 약'은 위험하다.

6

힘을 내고 싶다
부신호르몬

스트레스를 풀어준다

우리는 항상 스트레스를 받는다. '넌 스트레스가 없어서 좋겠다'는 얘기를 듣고 '그래, 맞아'라고 대답하는 사람은 아마 없을 것이다. 캐나다의 생리학자 한스 셀리에는, 스트레스란 일정한 자극을 받았을 때 몸에 발생하는 '뒤틀림'이라고 설명했다. 뇌는 이러한 뒤틀림을 평상시와는 다른 상태라고 감지한다. 그리고 평상시의 몸으로 돌아가기 위해 관련 호르몬을 분비한다. 오랜 생물의 역사에서 몸이 겪는 최대의 스트레스는 먹을 것이 없는 것과 적에게 습격받는 상황이었다. 이런 두 가지 스트레스를 피하고자 생겨난 것이 바로 부신이라는 내분비 장기다.

부신은 내 전문 분야인데, 신장 위쪽에 위치한 100그램 정도의 장기로 두 부분으로 이루어져 있다. 중앙에 있는 핵심 부분은 골수질이라고 하며, 아드레날린을 분비한다. 부신의 바깥쪽은 피질이라고 하며 삼중구조로 되어 있다. 골수질에 가까운 안쪽부터 차례로 부신 남성호르몬(여성에 있는 유일한 남성호르몬이다), 코티솔, 알도스테론이라는 세 종류의 스테로이드 호르몬을 분비한다. 이는 생물이 진화하면서, 새롭게 나타난 환경의 요구에 답하기 위해 호르몬 분비 세포를 바깥쪽으로 차곡차곡 쌓아올렸다는 증거다. 여러 종류의 아이스크림을 주문하면 아이스크림을 층층이 쌓아올려 주는 것과 마찬가지라고 생각하면 된다.

적이 쳐들어오면 싸우든지 아니면 도망쳐야 한다. 적과 맞닥뜨리면 심박수가 증가하고 혈압과 혈당이 높아지며 근육의 수축력이 커지고 눈의 동공이 확장된다. 나의 의지와 완전히 별개로 작용하는 자율신경에는 교감신경과 부교감신경 두 가지가 있는데, 적이 쳐들어왔을 때 투쟁과 관련된 반응을 일으키는 것이 교감신경이고, 이런 교감신경의 흥분을 전달하는 물질이 노르아드레날린이다. 투쟁 반응에서 또 하나 중요한 것이 있다. 부신 수질에서 분비되는 아드레날린이다. 아드레날린은 노르아드레날린으로 만들어진다. 이렇게 교감신경과 부신 수질은 둘이 서로 친척 관계로 함께 외부의 적에 맞선다.

먹이를 얻기 위해서는 거칠게 날뛰는 동물을 쓰러뜨릴 필요가 있다. 이때 생존을 위한 투쟁을 지지하기 위해 공격 상태의 호르몬이 대거 동원된다. 이러한 공격 부대의 중심에는 자신이 흥미로워하는 것을 갖고 싶게 만드는 도파민이 있다. 교감신경에서는 도파민으로 노르아드레날린을 만들고, 부신수질에서는 노르아드레날린으로 아드레날린을 만든다. 각각의 제조 과정에는 촉매 역할을하는 효소가 존재하는데, 이런 효소군은 투쟁 상태일 때 그 활약이 두드러진다.

먹을 것이 떨어지면 혈당이 낮아지는 것을 가장 주의해야 한다. 뇌는 포도당을 주에너지원으로 삼는데 당분이 부족하면 혼수상태에 빠질 수 있고, 내버려두면 자칫 죽을 수도 있다. 그래서 혈당을 올리기 위한 코티솔을 만들어 낸다. 코티솔은 간을 자극하여글리코겐을 분해하여 포도당을 만들게 하고, 이를 혈액으로 흘려보낸다. 코티솔은 당질 코르티코이드라고도 불리며, 성장호르몬이나 갑상선호르몬의 작용도 돕는다. 성장호르몬도 코티솔처럼혈당을 올리는 기능이 있다고 앞에서 이야기하였다.

염도가 높은 바닷물에 사는 물고기에게는 염분이 몸속으로 들어오려고 하는 것이 위험요소(스트레스)다. 그래서 바다에 사는 물고기의 경우, 코티솔이 몸에서 염분을 배출하는 작용도 한다. 그렇지만 담수에 사는 물고기나 한층 더 진화한 육상생물은 먹을 게 없어지면 염분이 부족해진다. 염분이 부족하면 혈압을 유지할 수 없어 몸 구석구석까지 충분한 양의 혈액을 보낼 수 없다. 즉, 이번에는 염분 부족이 스트레스가 되는 것이다. 그래서 진화 과정에서 부신은 염분을 몸에 모아두는 다른 호르몬인 알도스테론을 만들어냈다. 알도스테론을 광질 코르티코이드mineral corticoid라고도 한다.

이처럼 진화 과정에서 부신은 다양한 스트레스에 대항할 수 있는 호르몬을 차례차례 탄생시켰다. 말하자면 부신은 유행에 민감한 히트 호르몬 제조기인 셈이다.

스테로이드는 만능약?

약 4백 년 전, 어떤 증상에도 효과가 있는 만능약이라며, 길거리에서 팔던 두꺼비기름 연고가 있었다. 거울 앞에 두면 기름을 뚝뚝 흘린다는 두꺼비기름 장수의 말대로, 두꺼비의 피지샘에서 분비되는 섬소蟾酥, 즉 두꺼비 점액이 주성분이다. 섬소에는 강심작용, 진통작용, 부분마취 작용, 지혈작용이 있다.

보통 스테로이드는 어디에나 효과가 있다고 많이 알려져 있고, 부작용이 심하다는 것도 많이들 알고 있다. 앞서 이야기했듯이 스테로이드는 콜레스테롤 탄소골격을 가진 물질을 모두 합쳐 부르는 말이다. 그러나 일반적으로 말하는 스테로이드는 코티솔(당질 코르티코이드) 부류를 말한다.

스테로이드 약은 임상에서 상당히 자주 사용된다. 당질 코르티코이드가 염증을 강력하게 억제하기 때문이다. 염증이란, 몸에 상처가 생겼을 때 빨갛게 부어오르며 통증을 유발하는 상태로, 상처를 통해 몸속으로 들어온 세균이 번식하지 않도록 백혈구를 동원해 세균을 공격하는 상황을 말한다. 병은 어떤 식으로든 염증을 수반하는데, 스테로이드를 투여하면 병의 종류에 관계없이 어느 정도 증상을 완화시켜 준다. 그래서 원인을 모르는 병이나 증상이 심할 때 우선 스테로이드를 투여하기도 한다. 그런 면에서 스테로이드는 확실히 현대판 두꺼비기름이라고 할 수 있다.

하지만 당질 코르티코이드는 앞에서 설명한 염증 억제 작용 외에 다른 작용도 한다. 애초에 혈당을 올리는 호르몬이라, 당뇨병이 있는 사람에게 스테로이드를 투여하면 혈당이 바로 급상승한다. 그리고 염증을 억제하는 행위는 우리 몸의 면역력을 억제하는 것이나 마찬가지라, 염증은 일시적으로 완화되겠지만, 세균은 오히려 번식할 수 있다.

감기는 바이러스에 의해서 일어나기 때문에 일반적인 항생 물질은 효과가 없다. 안정을 취하고 몸을 쉬게 하여 바이러스가 자연스럽게 사라지기를 기다리는 수밖에 없다. 그런데 이런 감기 환자에게 스테로이드를 투여하면 아픈 증상을 극적으로 완화시킬 수 있다. 실제로 이렇게 하여 명의라는 평판을 얻는 악덕 의사도 있다고 한다. 스테로이드를 투여하면 환자는 일시적으로 기운이 나지만, 오히려 바이러스가 번식해 병이 늦게 낫게 되고 약을 끊은 뒤에는 몸이 나른해지기도 한다. 무분별하게 스테로이드를 처방하는 악덕 의사는 절대로 조심해야 한다.

먹고 싶게 하는 호르몬은 매우 많고,
먹기 싫게 하는 호르몬은 매우 적다

옛날에는 먹을 게 없다는 것이 큰 스트레스였지만, 현대에 와서는 상황이 크게 달라졌다. 음식이 남아돌게 된 것이다. 이제는 너무나도 많은 음식이 바로 스트레스다. 옛날과 정반대인 지금의 스트레스는 전혀 예상치 못한 일이라, 우리 몸은 먹을 게 너무 많은 환경에 적응할 수 있게 해주는 호르몬을 미처 충분하게 준비하지 못했다.

하지만 뭔가 먹고 싶다는 충동을 유도하는 강력한 호르몬은 여럿 가지고 있다. 배가 고프면 위에서 활발히 분비되는 그렐린이라는 호르몬도 그중 하나다. 그런데 유전자 조작으로 그렐린을 분비하지 못하는 쥐를 만들었지만, 쥐의 식욕은 떨어지지 않았다. 그렐린 이외에도 식욕을 촉진하는 강력한 호르몬이 체내에 많이 존재하기 때문이다.

당연히 먹고 싶지 않게 만드는 호르몬은 체내에 몇 되지 않는다. 비만이 되면 지방세포에서 렙틴이라는 호르몬이 활발히 분비되고, 렙틴은 뇌에 작용하여 '그만 먹어'라는 명령을 내린다. 렙틴을 분비하지 못하도록 유전자를 조작한 쥐는 식욕이 매우 왕성해져 점점 몸이 불어났다. 렙틴이 아니면 식욕을 억제할 강력한 호르몬이 체내에 없다고 할 수 있다.

이처럼 먹고 싶지 않게 만드는 호르몬은 먹고 싶은 충동을 유

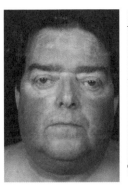

쿠싱 증후군 환자의 모습

도하는 호르몬에 비해 상당히 적다. 그래서 우리는 언제든 아주 쉽게 먹고 싶다는 마음을 먹게 된다. 비만이나 당뇨병이 폭발적으로 늘어나면서 전세계적으로 큰 문제가 되고 있는 이유 중 하나가 여기에 있다.

부신에서 코티솔이 무분별하게 분비되는 병이 있다. 발견자의 이름을 붙여 쿠싱 증후군이라고 부른다. 하비 윌리엄 쿠싱은 하버드 대학의 뇌신경 외과의였는데, 그가 일했던 병원 강당에는 지금도 그의 초상화가 걸려 있다. 쿠싱 증후군에 걸리면 보름달 모양의 얼굴(문 페이스)이라고 하여, 호빵맨처럼 뺨이 빨개지고 얼굴 모양은 둥그스름해진다(그림 참조). 대사증후군인 사람에게 흔한 얼굴이다.

대사증후군은, 몸이 비대해지면서 내장 주위에 지방성분, 즉 내장지방이 많이 쌓이는 것이 그 원인이다. 고혈압, 당뇨병, 지질이상증이 한꺼번에 겹쳐 일어나는 상태를 말한다.

쿠싱 증후군 환자도 내장지방이 쌓이면서 고혈압, 당뇨병, 지질이상증이나 골다공증 등 대사증후군에서 나타나는 증상을 보인다. 코티솔이 대사증후군의 증상을 유발한다. 최근의 연구를 통해 대사증후군의 경우, 지방조직에서 코티솔이 과잉작용을 한다는 사실을 밝혀냈다. 예전에 스트레스에 대항하기 위해 만든 코티솔이 현재의 스트레스(비만)인 지방조직에 지나친 효과를 보이는 것이다. 따라서 대사증후군은 현재의 스트레스에 대한 과잉반응 상태라고 할 수 있다.

기린은 엄청난 고혈압

부신피질에서는 코티솔 외에도 알도스테론이라는 호르몬이 분비된다. 이 호르몬은 생물이 육지로 올라와 생활하고 처음 생긴 호르몬이다. 알도스테론은 몸에 소금(염화나트륨)을 모으고 혈압을 오르게 하는 호르몬이다.

물속에서는 소금이 풍부한데다 부력까지 있었지만, 육상에서 생활하게 되면서 소금은 구하기 어려워졌고 중력은 고스란히 몸에 전해졌다. 그래서 뇌까지 혈액을 보내기 위해 높은 혈압이 필요하게 되었다. 물고기의 혈압은 10mmHg 정도인데 반해, 기린은

200mmHg나 된다. 기린은 그만큼 혈압이 높지 않으면 자신의 머리까지 혈액을 밀어 올리지 못한다. 저혈압 기린은 이른바 빈혈을 일으켜, 살 수가 없다.

알도스테론의 과잉 분비로, 많은 염분을 섭취하는 것과 같은 상태가 되어 혈압이 오르는 병이 있다. 원발성原發性 알도스테론증이다. 이전에는 희귀한 병으로 취급했는데, 진단 기술의 향상으로 상당히 많은 사람이 이 병으로 고혈압을 앓고 있는 것으로 밝혀졌다. 고혈압 환자의 10명 중 1명, 적어도 20명에 1명이 원발성 알도스테론증에 걸린 것으로 추정하고 있다. 당뇨병의 반 정도의 빈도다. 고혈압이 있는 사람은 이 병을 앓고 있지는 않나 한 번쯤 검사를 받아 보는 게 좋을 것이다.

어느 경마기수가 이 병을 앓고 있었다. 한쪽 부신에, CT에서도 검출할 수 없을 만큼 작은 종양이 생겨 원발성 알도스테론증에 걸렸다는 진단을 받았다. 종양이 생긴 부신 전부를 떼어버릴 필요가 있었다. 그 환자에게 예상하지 못한 질문을 받았다. '선생님, 부신이라는 곳은 아드레날린도 만드는 곳이죠? 경마기수는 직업 특성상 아드레날린을 활발히 발산하며 경주를 하거든요. 부신 하나를 떼내면 성적이 떨어지지 않을까요?' 나는 부신 전문의였고, 그때까지 부신 두 개 중에 하나를 떼어내는 사례를 많이 겪어봤다. 그 환자들 중에 부신호르몬이 부족해 생명에 지장이 있었던 경우는 한 번도 없었다. 그러나 이 경마기수가 처한 특이한 상황에서도 정말로 괜찮을지는 쉽게 답할 수가 없었다.

물론 이 환자는 수술하지 않으면 평생 약을 먹어야 한다. 그렇지 않으면 건강한 사람처럼 혈압을 조절할 수 없다. 경주할 때 혈압이 지나치게 오르거나 혹은 지나치게 떨어질 우려도 있다. 나는 환자와 함께 고민에 빠졌고 결국 수술을 보류했다. 그만큼 부신호르몬은 우리의 투쟁에서 중요한 기능을 한다. 이럴 경우, 나와 환자는 과연 병에 맞서기를 포기하고 도주한 것일까? 그 답은 아직도 모르겠다.

그러나 만약 수술하고 이 기수의 경주성적이 조금이라도 떨어진다면…. 비록 부신을 떼어낸 탓에 성적이 부진했던 게 아니더라도, 환자 머릿속에는 '그것 때문일지도 몰라'라는 생각이 늘 맴돌았을 것이다. 나는 부신을 떼내 버리면 오히려 경마기수에게 다른 의미의 커다란 정신적인 스트레스를 주게 될 수도 있을 거라고 판단했다.

사랑과 일은 양립할 수 있을까?

가이바라 에키켄이 1700년경 쓴 《양생훈養生訓》은 건강서다. 현재까지도 많이 읽히고 있다. 이 책에서는 장수에 관련하여, 먹는 것과 남녀 간의 정사를 우선 꼽고 있다.

이 그림은 일본의 19세기 우키요에 화가인 우타가와 구니사다의 작품으로 추정하는 〈음식양생감飮食養生鑑〉과 〈방사양생감房事養

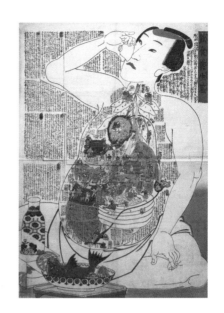

<음식양생감>
(아지노모토 식문화센터 소장)

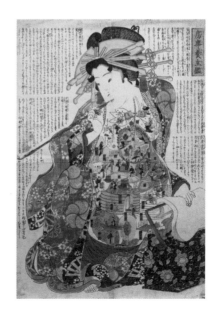

<방사양생감>
(아지노모토 식문화센터 소장)

生鑑〉이다. 일본 인체 해부도의 시초로 작은 인간을 이용하여 신체 구조를 나타내고 있다. 〈음식양생감〉에서는 '귀인도 천한 아랫것도, 현명하든 우매하든 뱃속은 모두 이와 같다'고 말하며, 각 장기의 기능을 설명하고 있다. 예를 들어, '위는 먹고 마시는 물건을 저장하는 창고이고, 신장은 문을 여닫는 관문의 역할을 하고, 폐는 풀무질을 하여 숨을 내보내는 곳'이라고 말한다. 〈방사양생감〉에서는 '잦은 방사(남녀의 성관계)로 명이 짧은 사람이 많다'라고 하며, 섭생을 설명하고 있다. 당시 먹는 것과 성관계 횟수의 조절이 장수의 비결이라는 목판화 팸플릿이 출판되어 큰 인기를 끌기도 했다.

에키켄은 친절하게도 적절한 성관계 횟수를 구체적으로 알려주고 있다. 20세는 4일에 한 번, 30세는 8일에 한 번, 40세는 16일에 한 번, 50세는 20일에 한 번, 60세는 성교를 하더라도 사정은 하지 않도록, 만일 체력이 건장하다면 1개월에 한 번 정도라고 했다.

아이를 갖고 싶다고 무리하게 성교 횟수를 늘리는 건 오히려 좋지 않다고 한다. 또, 야구 선수는 시합 전날 조심하는 게 좋다는 얘기가 있다. 요즘 같은 시대에 믿을만한 이야기인가 싶기도 하지만, 어느 정도 진실이 담겨 있기도 하다.

교감신경은 적과 마주쳐 싸울지(투쟁) 도망칠지(도주)의 판단을 강요받을 때 맹렬하게 활동한다. 우선 아드레날린과 노르아드레날린을 최대로 분비한다. 교감신경과 부교감신경은 시소 관계로, 한쪽이 강하게 작용하면 다른 한쪽은 억제된다. 긴장할 때는

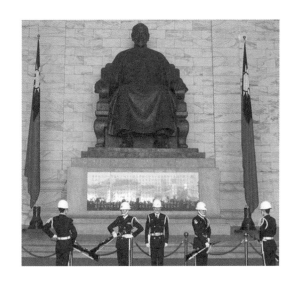

타이완 타이페이의 충렬사. 국민혁명과 대일항전 전사자의
영령을 모신 곳이다. 매시 정각에 의장병 5명이 대열을 만들어
교대식을 치른다. 신장 175~195㎝, 체중 65±1㎏이 조건으로,
엄격한 훈련을 통과한 자만이 위병이 될 수 있다.
(저자 사진)

교감신경이 단연 우세하다. 먹는 행위와 성관계는 부교감신경의 일이라, 긴장하면 먹거나 이성에게 접근하려는 마음은 가질 수가 없다.

부교감신경이 활동하는 동안에는 뇌가 편안하게 쉰다. 성교를 하면서 우리는 쉬게 되는 것이다. 건강에는 긍정적인 일이다. 긴박한 상황에서는 괜히 격려의 목소리를 높였다가 긴장감만 높아져 일을 그르칠 수도 있다. 지나치면 좋지 않겠지만, 가끔 성관계를 가져 뇌를 쉬게 하면, 일도 잘 풀려서 스포츠에서도 좋은 성적을 기대할 수 있다. '건강한 일은 건강한 연애에서 온다'라고 생각하면 어떨까?

긴장감이 절정에 이르렀을 때, 누구라도 그리고 어디에서라도 교감신경의 기능을 억제하고 부교감신경을 활발하게 하는 방법이 있다. 바로 심호흡이다. 두 눈을 감고 눈꺼풀을 지그시 누르는 것도 효과적이다. 가끔은 한숨을 내쉬는 것도 나쁘지 않다. 한숨을 쉬면 복이 달아난다는 말이 있지만 부교감신경에는 도움이 된다.

덧붙여, 에키켄의 밝은 눈은, 나이가 들면 성교를 하더라도 사정은 하지 않도록 하는 것이 좋다고 말한 점에서 빛이 난다. 성교할 때는 부교감신경이 활발히 작용하지만, 사정의 순간에는 교감신경이 우세해진다. 하루 중 남자의 혈압이 가장 높이 오를 때가 놀랍게도 바로 이 순간이다. 실제로 노인이라면 이런 상황에서 위험할 수 있다. 에키켄의 놀라운 통찰이다.

대만에 갔을 때 충렬사忠烈祠를 방문한 적이 있다(사진 참조). 신해혁명과 항일전쟁에서 중화민국을 위해 싸우다 쓰러진 33만여 명의 영령을 모신 곳이다. 특히 위병 교대식이 유명하다. 육해공군에서 선발된 병사가 2인 1조로 정문과 법당을 한 시간씩 교대로 지키고 있다. 임무를 시작하면 한 시간 동안 미동도 않고 눈도 거의 깜박이지 않는다. 인간은, 절대로 움직이지 말라고 엄격하게 훈련을 받은 엘리트 병사조차도 한 시간이 한계인 모양이다.

흔들림 없이 항상 같은 상태를 유지하는 것이 호르몬의 임무라고 했다. 하지만 결코 쉬운 일이 아니다. 일도 마찬가지다. 똑같은 일을 정해진 페이스로 꾸준하게 계속하면, 언뜻 편해 보이지만 금세 질리고 피로도 많이 쌓인다. 아마 오래가지 못할 것이다. 그렇다면 어떻게 하면 흔들리지 않고 항상 같은 상태를 유지할 수 있을까?

흔들림이 없다는 것은, 사실은 '약간 흔들리되 곧 다시 원래대로 돌아가는' 행위의 반복, 즉 규칙적인 흔들림, 다시 말해 진동이 있어야 비로소 가능하다. 메트로놈과 같은 진동, 일정한 리듬을 갖는 것이 중요하다. 우리 몸은 리듬감 있는 호르몬의 작용 덕분에, 메트로놈과 같은 진동체가 될 수 있다. 그래서 탄력적으로 건강을 유지할 수 있는 것이다.

소리에 높낮이를 부여하면 음악은 당연히 풍부해진다. 우리 몸도 마찬가지다. 몸에 이런 탄력을 만드는 것이 바로 교감신경과 부교감신경이다. 어느 쪽이 더 중요하다고 할 수 없다. 균형, 곧 자연스러운 흐름의 유지가 건강과 의욕의 바탕이다. 호르몬은 자율 신경의 영향을 받아 리듬에 맞춰 분비되고 있으며, 이 리듬이 바로 호르몬을 건강하게 유지하는 근원이라고 할 수 있다.

지치지 않고 활기차게 생활하고 싶다면,

◎ 주말에는 '나에게 상을 주는' 일정을 넣는다.

◎ 긴장과 휴식을 모두 반영한 탄력있는 생활을 한다.

◎ 심호흡을 한다. 한숨을 크게 내쉬어 본다.

❼

혈액순환을 좋게 하고 싶다
신장호르몬과 심장호르몬

현기증을 막아주는 신장

"너무 바빠서 현기증이 날 것 같다."

자주 듣기도 하고 내뱉기도 하는 말이다. 그렇다면 현기증을 막는 장기는 어디일까? 그것은 뜻밖에도 신장이다. 일반적으로 말하는 현기증은 주로 빈혈이다. 현기증의 원인 중 하나는 분명히 빈혈, 즉 혈액 속 적혈구의 감소 때문이다. 적혈구는 우리 몸에서 그 수가 가장 많은 세포로, 헤모글로빈에 산소를 결합하여 온몸 구석구석에 산소를 가져다 준다.

현기증의 또 다른 원인은 혈압강하다. 갑자기 일어설 때, 혹은 더운 여름날에 오래 서 있거나 갑작스럽게 충격적인 일을 겪을 때, 휘청거리면서 가벼운 의식 장애를 일으키는 경우가 있다. 특히 수분을 충분히 섭취하지 않았거나 땀을 지나치게 많이 흘려 탈수가 오면 생기기도 한다. 모두 몸, 특히 뇌가 산소 결핍에 빠져 현기증으로 이어지는 것이다. 그래서 잠이 오는 것 같다는 느낌을 받는다. 이때 흔들어 깨우지 않으면 위독할 수 있다.

몸이 산소 결핍에 빠지지 않도록 하는 것이 신장의 가장 중요한 역할이다. 그 때문에 신장은 앞으로 설명할 두 가지 호르몬(과 같은 작용을 가지는 물질)인, 에리트로포이에틴과 레닌을 분비하여 빈혈을 방지하고 혈압을 유지한다.

신장은 사구체라는 혈관 덩어리와 소변이 지나는 세뇨관으로 이루어져 있다. 세뇨관이 모여 만들어진 요관은 방광으로 이어진다(그림 참조). 사구체는 더러워진 혈액을 여과하는 일종의 필터로, 하루에 100리터의 여과액(원뇨)을 만들어 낸다. 사람의 소변량은 하루 1~2리터밖에 되지 않는다. 세뇨관을 통과한 원뇨는 99퍼센트가 몸으로 다시 흡수된다. 사구체에서 원뇨를 만드는 데는 에너지가 거의 들지 않지만, 세뇨관에서 재흡수를 하는 데는 에너지가 많이 필요하다. 이것은 우리가 해외여행을 할 때 겪게 되는 출입국 심사와 비슷하다. 어느 나라든 외국인이 자국에 들어올 때는 까다롭게 심사한다. 낯선 사람이 입국하여 나쁜 짓을 저지를지 모르기 때문이다. 그러나 일단 입국한 외국인이 자국을 떠날 때는 안녕히 잘 가라며 별 심사 없이 그냥 내보내준다.

일반적으로 신장은 필요없어진 것을 몸 밖으로 버리는 장기라고 알고 있다. 신장이 망가지면 이른바 요독소가 몸에 쌓여 살 수 없게 된다. 요독증이다. 하지만 실제 신장은 버리는 것만큼이나 아직 사용할 수 있는 것을 선별해 재사용하는데 막대한 노력을 쏟는다.

생활하다 보면 사소한 물건 하나 버릴 때도 큰 결심을 하게 된다. 신장도 마찬가지다. 뭔가를 몸 밖으로 내보낼 때 신중하게 많은 에너지를 들인다. 최근에 단순하게 살기 열풍이 불고 있다. 필요 없는 것은 사지 않고, 가지고 있는 물건 중 쓰지 않는 것은 버리고, 소유에 대한 집착에서 벗어나는 게 하나의 트렌드다. 사실 생명 유지에는 이런 마인드가 맞지 않는다. 신장은 날마다 상당한 양의 에너지를 소비하면서, 함부로 버려지는 것이 없도록 신중하게 선별한다. 그래서 신장이 현기증에 민감한 것이다.

혈액 공급이 원활하지 않으면 신장은 몸에 산소가 부족하다는 것을 즉시 감지한다. 그리고 사구체와 세뇨관 사이에 있는 세포에서 에리트로포이에틴을 분비한다. 에리트로포이에틴은 골수에 적혈구를 만들도록 명령을 내린다. 신장이 우리 몸에 빈혈이 생기지 않도록 방어기제를 작동하는 것이다.

또, 신장이 나빠지면 에리트로포이에틴을 분비하는 힘이 약해져 빈혈이 생긴다. 재흡수에는 많은 에너지가 필요해 빈혈이 생기면 신장에도 심각한 위험요소로 작용해, 신장의 기능을 더욱 떨어뜨리는 악순환에 빠지고 만다. 의사는 신장이 나빠 빈혈에 걸린

신장의 구조

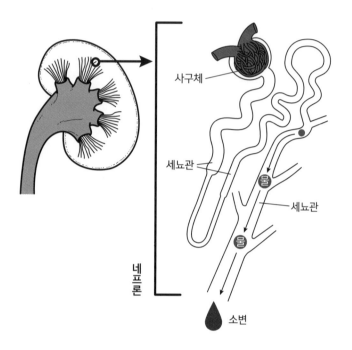

사구체

세뇨관

세뇨관

물

물

소변

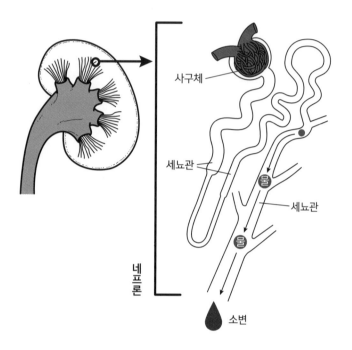네프론

신장은 혈관 덩어리인 사구체(혈액이 여과되어 소변이 생성된다)와
거기서 이어지는 세뇨관(소변이 지나는 길)으로 구성되어 있다.

환자에게 약으로 나온 에리트로포이에틴을 처방한다.

신장이 약해지면 에리트로포이에틴을 분비하는 세포는 분비를 멈추고 그대신 신장을 딱딱하게 만드는 물질을 분비하는데, 이 때문에 신장의 크기가 줄어든다. 건강한 일반인의 신장은 긴 쪽의 지름이 약 11센티미터인데, 그 길이가 9센티미터까지 줄어들면 회복이 어려워진다. 한번쯤은 엑스레이 검사를 통해 자신의 신장 크기가 괜찮은지, 즉 신장이 약해져 줄어들지는 않았는지 확인해보는 것이 좋다.

고혈압은 사실은 신장 질환

짜게 먹는 습관은 고혈압의 원인이 될 수 있다. 그런데 우리 몸의 어느 장기가 짜다고 느끼는 걸까? 바로 신장이다. 소금(염화나트륨) 섭취량이 줄면 혈액의 염분 농도가 낮아지고, 혈액이 사구체에서 걸러져 만들어진 원뇨의 염분 농도도 낮아진다. 이렇게 혈액 내 염분 농도가 낮아지면 신장의 세뇨관이 이를 감지한다. 소금은 우리 몸에 중요하므로 세뇨관의 세포는 여러 경로로 소금을 재흡수한다. 또한 세뇨관을 통과하는 염분의 양이 줄면 이상상황을 감지하고 곧바로 사구체에 알린다.

사구체와 세뇨관은 짝을 이뤄 네프론이라는 단위를 만든다 (그림 참조). 인간은 몸의 좌우 양쪽에 신장을 갖고 있으며, 신장은 200만 개의 네프론으로 채워져 있다. 각 네프론에는, 사구체에서 뻗어 나온 세뇨관이 주위를 빙 둘러 다시 제 짝인 사구체에 근접해 통과하고 있다. 그리고 세뇨관과 사구체가 가장 가까워지는 곳에서 세뇨관이 감지한 염분 농도의 정보를 사구체에 전달한다.

그 결과, 사구체에 들어가기 직전 단계의 혈관에서 레닌이라는 물질이 분비된다. 레닌은 혈압을 높이는 앤지오텐신 II라는 호르몬을 만들어 내는 효소다. 앤지오텐신 II의 토대가 되는 물질은 간에서 분비되며, 혈관을 수축시키는 작용을 한다. 즉, 레닌의 분비가 활발해지면 혈관을 수축하는 앤지오텐신 II가 많이 만들어져 혈압이 오른다. 앤지오텐신 II는 부신의 피질에도 작용해 알도스테론의 분비를 촉진하고, 알도스테론은 세뇨관에서 나오는 소금의 재흡수를 돕는다. 재미있는 것이 앤지오텐신 II는 뇌에도 기능하는데 소금을 더 섭취하고 싶도록 만든다. 레닌이나 앤지오텐신 II는 알도스테론과 마찬가지로, 육지로 올라온 생물이 소금을 섭취하기 어려워지고 중력을 고스란히 감수하지 않으면 움직일 수 없게 된 이후에 등장한 비교적 새로운 호르몬이다.

소금을 과하게 섭취하면 고혈압의 주요 원인이 되지만, 염분을 많이 섭취한다고 누구나 고혈압에 걸리는 것은 아니다. 주로 세뇨관의 소금 감지 방법에 이상이 있는 사람이 고혈압에 걸린다. 그래서 소금 섭취가 많아서 걸리는 고혈압은 사실은 신장 질환이다. 흑인은 신장의 네프론 수가 적어서 조금이라도 소금 섭취가 늘면 곧바로 혈압이 높아진다. 부모나 형제 중에 고혈압 환자가 많다면 소금에 민감할 가능성이 크므로 특히 주의해야 한다.

심장에도 혈액형이 있다

신장은 산소 결핍을 막고, 심장은 혈액을 온몸 구석구석으로 보낸다. 신장과 심장은 둘다 우리 몸에 산소나 영양소를 공급하는 역할을 한다. 그래서인지 신장이 나빠지면 동료인 심장도 나빠진다. 전문 용어로 심신연관(心腎連關)이라고 한다. 일종의 유유상종이다.

원인에 상관없이 신장의 기능이 나빠진 상태를 만성신장병Chronic Kidney Disease, CKD라고 한다. 만성신장병 진단을 받은 환자 수는 가벼운 증상의 환자까지 포함하면 현재 일본 내에서 약 2천만 명 정도로, 대사증후군 환자와 비슷한 숫자다.

사구체가 1분 동안 여과해 정화할 수 있는 혈액의 양을 사구체 여과율이라고 하는데, 이 비율이 60퍼센트 미만인 경우(건강한 사람은 1분 동안 약 100밀리리터의 혈액을 여과할 수 있다)이거나, 혈액을 거르는 사구체의 그물코가 망가져 혈액 속 단백질이 새어 나오면 만성신장병이라고 진단한다. 만성신장병 환자는 신장이 점점 더 나빠져 투석을 받지 않으면 살아갈 수 없게 되고, 심근경색이나 뇌졸중에 걸릴 확률도 상당히 높아진다(그림 참조).

심장은 단순히 혈액을 내보내는 펌프라고 생각하지만, 1984년에 심장에서 신장을 돕는 호르몬이 분비된다는 사실이 발견되었다. 나트륨이뇨펩티드라는 호르몬이다. 이 호르몬은 대학원생이던 1985년부터 나의 연구 주제 중 하나였다. 심장이라는 근육 덩어리 안에 호르몬이 있는 전자현미경 사진을 봤을 때 정말 적잖은 충

만성신장병과 심혈관질환의 발병률

12년간 2400명을 추적조사(규슈대학 <히사야마쵸 연구>에서)

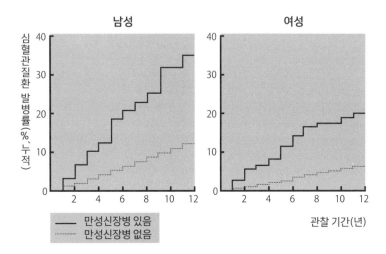

남성 / 여성

심혈관질환 발병률(%、누적)

관찰 기간(년)

—— 만성신장병 있음
……… 만성신장병 없음

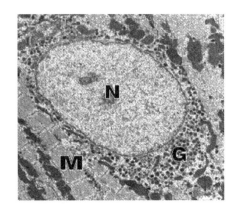

심장 세포의 전자현미경 사진
N: 세포핵, M: 근육섬유,
G: 심장호르몬 입자(분비과립)

격을 받았다(그림 참조). 심장도 훌륭한 내분비 장기였던 것이다.

나트륨이뇨펩티드에는 혈액형처럼 A, B, C의 3종류가 있는데 A형과 B형은 각각 심장의 심방, 심실에서 분비되는 호르몬으로, 혈액을 타고 신장과 부신으로 이동하여 작용한다. 나는 C형 나트륨이뇨펩티드가 분비된 혈관 그 자체, 다시 말해서 분비된 그 자리에서 작용한다는 사실을 알아냈다. 혈액이 지나는 길인 파이프라고 알고 있던 혈관도 실은 내분비 장기였던 것이다. C형은 뼈에도 작용해 뼈의 성장을 촉진한다.

혈관은 혈관을 확장하는 일산화질소와 C형 나트륨이뇨펩티드를 분비하지만, 가장 강력한 혈관수축호르몬인 엔도텔린도 분비한다. 엔도텔린은 1988년 야나기사와 마사시, 마사키 토모오 두 사람이 발견했다. 당시 대학원생으로 나와 같은 세대인 야나기사와가 새로운 호르몬을 발견했다는 뉴스는 호르몬 연구를 시작한 나에게 큰 자극이 되었다.

나트륨이뇨펩티드는 앤지오텐신 II와 정반대의 작용을 한다. 앤지오텐신 II의 기능을 없애는 역할을 하는 것이다. 심장과 신장은 성격이 정반대인 호르몬을 분비한다. 나트륨이뇨펩티드는 혈관을 확장하여, 신장에서 여분의 염분을 배설하게 하고 소변량을 증가시킨다. 또한 부신에 작용하여 알도스테론 분비를 억제한다.

레닌이나 앤지오텐신 II는 육지생활을 시작하게 되면서 출현한 새로운 호르몬인데 반해, 나트륨이뇨펩티드는 보다 열등한 생물, 즉 바다에서 생활하는 생물(칠성장어 등 원구류의 생물, 원구류는 이빨이나 위가 없어, 먹이에 달라붙어 입으로 영양소를 빨아들인다)도 가지고 있다.바닷물에서 생활하는 생물은 몸속에 여분의 염분이 들어가는 것을 막는 것이 중요하다고 했다. 나트륨이뇨펩티드는 원래 그 목적으로 만들어진 호르몬이다.

바닷물에서 생활하는 생물에게는 부신에서 나오는 코티솔에 염분을 배설하는 작용이 있다고 설명했는데, 이러한 생물의 나트륨이뇨펩티드는 코티솔의 분비를 재촉한다. 앤지오텐신 II나 나트륨이뇨펩티드는 아미노산으로 만들어진, 먹어도 효과가 없는 호르몬에 속해서 혈액 속에서 곧바로 분해된다. 그래서 튼튼하고 쉽게 사라지지 않는, 먹으면 효과가 있는 호르몬(스테로이드 호르몬)인 알도스테론이나 코티솔의 분비를 자극하여 자신의 목적을 상당기간 지속하려고 한다.

심장이 약해지면 신장에 보내는 혈액의 양이 줄어 소변이 잘 나오지 않게 된다. 그러면 여분의 수분이나 소금이 쌓여 몸이 붓고 혈압도 상승한다. 심장이 약해진 상태(심부전)일 때, 심장은 나트륨이뇨펩티드를 충분히 분비하여 신장에서 소변의 양을 늘려 배출하는 소금의 양을 늘리려고 한다. 심장과 신장은 이처럼 호르몬끼리 서로 연락을 주고받으며 돕기도 한다.

B형 나트륨이뇨펩티드가 건강한 사람의 100배 이상 분비되면 중증심부전으로, 1년 이내에 사망할 확률이 50퍼센트가 넘는다. 심장의 혈액형에는 주의를 기울여야 한다. B형 심장호르몬의 분비가 과하지 않은 건강한 심장이라면, 목욕이나 운동을 하면 심장

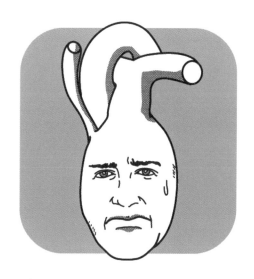

B형의 심장.
심장이 약해져 심부전이 되면 B형 나트륨이뇨펩티드의
분비가 활발해진다. 증상이 심할 경우, 1년 이내에 사망할
확률이 50퍼센트가 넘는다.

호르몬의 분비가 약간만 증가해 혈압을 적당히 내리거나 붓기를 가라앉힐 수 있다. 그러나 심장이 상당히 약해졌을 때는, 이미 심장호르몬이 많이 분비된 상태라(목욕이나 운동으로 증가하는 양의 수십 배에서 백 배 정도) 목욕이나 운동으로 호르몬 분비를 증가시켜도 아무 의미가 없다. 애초에 이러한 행위 자체가 심장에 부담을 주어 오히려 심장을 더 약하게 만들 수도 있으므로 피하는 편이 좋다.

심장과 신장을 건강하게 유지하고 싶다면,

◎ 소금을 지나치게 많이 먹지 않는다.

◎ 나이가 들면 몸이 약간 덥다고 느껴질 때까지만 운동한다.

◎ 미지근한 물에 몸 전체를 담그는 목욕을 한다.

8

뼈를 튼튼하게 하고 싶다
부갑상선호르몬과 비타민 D

칼슘 부족은 절대 막아야 한다

우리는 뼈가 없으면 살아갈 수 없다. 뼈는 우리 몸의 형태를 만들고 다양한 장기를 담는 일종의 케이스다. 뼈가 부러졌을 때 생활의 불편함을 겪어본 사람도 많을 텐데, 관절을 이루는 뼈는 근육이 붙어 있어 몸을 움직이기 위해 필요하다.

2007년, 일본 정형외과 학회는 대사증후군에 대항하여(?) 로코모티브 증후군locomotive syndrome이라는 병명을 만들어 보급하였다. 로코모션이란 움직임을 뜻한다. 로코모티브 증후군은 운동기(골격, 관절, 골격근, 인대 등)의 쇠퇴나 장애(나이가 들어가거나 잘못된 생활 습관이 원인)로 인해 요양이나 간호가 필요해질 위험도가 높아진 상태라고 정의하고 있다. 요양과 간호가 필요해지면 움직일 수 없을 뿐만 아니라, 인지증(치매)도 악화되고 폐렴 등의 감염 위험도 역시 커진다. 현재, 폐렴은 사망 원인 중 3위로 꼽히고 있다. 일본의 로코모티브 증후군 환자는 약 4700만 명(남자 2100만 명, 여자 2600만 명)으로 추산되고 있다.

뼈는 칼슘으로 이루어져 있으므로 튼튼한 뼈를 만들려면 당연히 칼슘 섭취가 중요하다. 그러나 칼슘은 뼈를 만들기 위해서만 필요한 것이 아니다. 오히려 칼슘 보관창고로서 뼈의 역할이 중요하다.

우리는 흥분하기 위해 산다고 했다. 이 흥분은 온전히 칼슘에 달렸다고 해도 과언이 아니다. 앞에서 흥분을 장면전환에 비유하여 설명한 바 있다. 세포를 하나의 장면이라고 가정하면, 일상생활을 할 때 세포 내 칼슘 농도는 낮게 유지된다. 그런데 밖에서 자극을 가하면 세포 내 칼슘 농도는 순식간에 천 배나 상승한다. 세포 안의 환경이 단번에 바뀌며 칼슘 농도가 높아져 순식간에 활기를 띠고 흥분을 하는, 분명한 장면전환이 이루어지는 것이다.

칼슘은 우리 몸에 늘 충분히 비축해두어야 한다. 그러기 위해 갑상선 뒤에 있는 4개의 부갑상선에서 부갑상선호르몬(파라쏘르몬)을 분비한다. 그리고 또 한 가지, 비타민 D도 칼슘 형성에 중요한 호르몬이다.

부갑상선은, 크고 눈에 잘 띄는 갑상선이라는 장기를 살펴보다가 쌀알만한 작은 내분비 장기가 붙어있는 것을 뒤늦게 알게 되면서 붙인 이름이다. 갑상선의 막내동생 정도의 이미지로 받아들일지 모르지만, 두 내분비선은 전혀 관계가 없다. 하지만 갑상선호르몬과 부갑상선호르몬 모두 인체에 상당히 중요하다. 비유하자면, 마치 이탈리아라는 나라 안에 로마 교황이 머무는, 세계에서 가장 작은 국가 바티칸이 자리한 것이라고나 할까. 이탈리아 역사에서 바티칸이라는 존재가 차지하는 위치와, 이탈리아와 바티칸이 주고받은 수많은 영향을 생각하면, 어쩌면 갑상선과 부갑상선도 서로 영향을 나누고 있는지도 모른다.

부갑상선호르몬은 마치 냉동실에서 냉동식품을 꺼내 녹여 먹는 것처럼, 체액에 칼슘이 부족하면 뼈에 보관해둔 칼슘을 녹여 사용할 수 있도록 한다. 우리는 칼슘과 인을 결합하여 뼛속에 보존하고 있다. 이 둘은 서로 잘 맞아 쉽게 결합한다. 우리의 머나먼 조상은 칼슘과 인을 생활에 활용하는데 성공했다. 다른 말로 표현하면, 칼슘과 인을 이용하면서 생명이 탄생했다고 할 수 있다. 생명체는 칼슘을 이용해 흥분하기로 했고, 인을 활용하여 살아가는데 필요한 에너지 물질인 ATP를 만들기로 했다. 즉, 칼슘과 인은 인간의 근본이 되는 물질이다.

부갑상선호르몬은 체내 칼슘 농도를 높이기 위해 신장에 작용해 칼슘의 배출은 막고, 인의 배출은 촉진한다. 또한 비타민 D의 생산을 강화한다. 선천적으로 부갑상선호르몬의 기능이 떨어지는 환자가 있다(부갑상선기능저하증). 이 환자는 뼈나 치아의 발달이 더디고, 눈의 수정체가 흐려져 백내장에 걸리기도 한다. 무엇보다 기운이 없고 멍한 것처럼 보이며, 안타깝게도 지적 발달이 느리다. '아무래도 요즘 칼슘이 부족한 것 같아'라고 한탄하는 경우가 있는데, 세포에 칼슘이 부족하면 상당히 위급한 상황으로 생명까지 위태로울 수 있다.

칼슘 부족은 우리 몸에 심각한 상황을 초래하는데, 그에 반해 파트너인 인은 너무 많을 때 몸에 나쁜 영향을 끼친다. 식물이 자랄 때, 질소N, 인P, 칼륨K이 꼭 필요하다는 사실은 잘 알 것이다. 이 원소들은 흙의 비료에 포함되어 있다. 질소는 유전자인 DNA를 만드는 데 사용되며, 혈관호르몬인 일산화질소NO의 원료가 되기도 한다. 질소는 다이너마이트의 원료인 니트로글리세린이 될 만큼 매우 강력한 힘을 발휘할 수 있는 원소다. 일산화질소는 힘이 센 대표적인 착한 호르몬이다. 질소는 폭발력이 있어 몸에 위험한 물질이므로, 신장에서 암모니아NH_3로 바꾸어 소변으로 배출한다.

인도 에너지 물질인 ATP를 만드는 데 사용되는 만큼, 상당히 힘이 있는 원소다. 따라서 일단 우리 몸에 인이 부족할 일은 없다. 하지만 반대로 지나치게 많아지면 흥분 물질인 칼슘과 곧바로 결합해 기능이 약해져 버리고, 신장에서는 즉시 소변으로 버려진다.

그런데 신장 기능이 떨어지는 사람은 칼슘을 재흡수해 이용하는 힘이 약해져, 자꾸만 칼슘을 잃으며 칼슘 부족에 빠진다. 그와 동시에 칼슘과 결합하여 몸 밖으로 배출되어야 할 인이 칼슘 부족으로 빠져나가지 못하면서, 체내로 자꾸만 흘러들어 온다. 따라서 신장병 환자는 인을 줄이는 식사를 하지 않으면 점점 더 몸이 약해지고 만다. 인은 유제품이나 작은 물고기, 오징어, 새우, 명란젓 등에 많이 포함되어 있으므로 신장병을 앓는 사람은 이러한 식품을 피해야 한다.

빛이 만드는 호르몬, 비타민 D

비타민 D는 뼈에 중요한 호르몬이라고 했는데, 비타민 D라면 호르몬이 아니고, 비타민 아닌가 하며 이상하게 생각하는 사람이 있을 것이다. 그렇다면 비타민과 호르몬은 어떻게 다를까? 비타민이란 우리가 아무리 노력해도 몸 속에서 만들 수 없는, 미량이지만 꼭 필요한 영양소를 말한다. 그런데 비타민 D는 체내의 콜레스테롤로 만들 수 있으므로 오히려 호르몬이라고 부르는 게 맞다. 그리고 비타민 D에는 엄연히 비타민 D 수용체가 존재한다.

건강한 사람이라면 일반적으로 몸에서 필요한 양의 호르몬은 여유있게 만들 수 있다. 그런데 특이하게도 비타민 D는 충분한 양을 만들어내지 못한다. 우리 몸이 만드는 비타민 D만으로는 곧 비타민 D 부족 사태에 빠지고 만다. 비타민 D 결핍증이다. 그래서 꼭 섭취해야 하는 물질이라는 의미에서 비타민이라는 이름을 붙인 것이다. 비타민 D는 마른 멸치나 연어, 정어리, 꽁치 등에 많이 포함되어 있다.

우리는 피부에 자외선을 쬐어, 콜레스테롤로 비타민 D의 원료인 콜레칼시페롤이라는 물질을 만든다. 비타민 D를 만들기 위해서는 적어도 일주일에 두 번, 한 번에 5~30분 정도의 햇빛을 쬐어야 한다. 콜레칼시페롤은 간과 신장에서 비타민 D로 가공된다. 비타민 D는 장에 작용하여 뼈의 재료가 되는 칼슘이나 인의 흡수를 촉진한다. 그래서 간이나 신장이 안 좋은 사람은 비타민 D의 기능이 떨어져 칼슘 부족이 되기 쉽다.

부갑상선호르몬과 비타민 D는 둘 다 혈중 칼슘 농도를 상승시킨다. 같은 역할을 하는 호르몬이 우리 몸에 왜 두 개나 있을까? 그것은 칼슘 확보를 확실하게 하기 위한 일종의 보험이다. 아미노산으로 만드는, 먹어도 효과가 없는 호르몬인 부갑상선호르몬은 작용 속도가 빨라, 칼슘 농도가 갑자기 오르내릴 때 순간적으로 그 기능을 발휘한다. 뼈와 신장의 힘을 보여주는 것이다. 하지만 콜레스테롤로 만드는, 먹으면 효과가 있는 호르몬인 비타민 D는 훨씬 오랜 시간에 걸쳐 칼슘 농도를 조정한다. 그 주요 활동무대는 장이다. 우리 몸은 무슨 일이 있어도 칼슘이 모자라는 일만은 피하기 위해, 호르몬 A와 호르몬 B 모두를 만들어 대처하고 있는 것이다.

최근에 비타민 D 부족이 예상치 못한 여러 병과 상관이 있는 것으로 속속 밝혀지고 있다. 고혈압, 결핵, 암, 잇몸병, 겨울철 우울증, 말초동맥 질환, 1형 당뇨병, 면역 질환 등과 관련이 있다고 한다. 일조량이 적은 고위도 지역에서는 대장암, 유방암, 난소암의 발병이 많다고 지적하고 있다. 비타민 D 부족이 이렇게 많은 병과 관련 있다는 점에서, 비타민 D는 몸이 받는 여러 공격에 대항하기 위해 작동한다는 설도 등장했다. 장에서 칼슘을 흡수하는 비타민 D가 몸에 침입하는 적을 격퇴하는 무기라는 것이다.

저항력이 약하고 잔병치레가 많은 당뇨병 환자는 비타민 D가 부족하다는 사실이 밝혀지기도 했다. 나는 해가 들지 않는 길만 걸어왔다며 한탄하는 사람이 있는데, 햇빛으로 만들어지는 비타민 D를 생각하면 몸에도 상당히 좋지 않은 일이라고 할 수 있다.

뼈가 약해지면 당뇨병에 걸린다

칼슘 저장고로만 여겼던 뼈도 사실은 여러 가지 호르몬을 만들고 있다. FGF 23이라는 호르몬은 뼈에서 만들어지는데 비타민 D가 계속 만들어지는 것을 억제한다. 뼈에 비축된 칼슘을 물 쓰듯 사용하는 비타민 D를 줄여 뼈가 얇아지는 것을 막는 것이다. FGF 23은 인의 혈중농도가 너무 오르지 않도록 하는 주요 기능도 겸하고 있다.

암세포가 FGF 23을 만드는 경우도 있다. 암에 걸리면 FGF 23이 넘쳐나 비타민 D의 작용이 억제돼 칼슘이 부족해지므로, 뼈가 부러져 골절이 일어나기 쉽다. 이를 종양성 구루병이라고 한다. 비타민 D는 우리 몸을 지키는 무기일지도 모른다고 했다. 어쩌면 암세포는 우리 몸의 수호신인 비타민 D에 맞서 싸우려는 수단으로 FGF 23을 만드는 것일 수도 있다.

뼈가 약해지면 당뇨병에 걸리기 쉽다는 연구 결과도 보고되고 있다. 건강한 뼈에서는 비타민 K의 작용으로 오스테오칼신이라는 호르몬이 활발히 분비된다. 오스테오칼신은 췌장에 작용해, 혈당을 내리는 인슐린의 분비를 촉진한다. 그래서 골다공증 환자는 오스테오칼신의 분비가 줄고 인슐린의 분비도 줄어 혈당이 올라가는 것이다. 뼈가 물러지고, 당뇨병에까지 걸린다면 그야말로 엎친 데 덮친 격이 아닐 수 없다.

기골이 장대하다는 표현은 그야말로 체격이 건장하고 튼튼하다는 좋은 의미로 사용한다. 보통 눈썹도 두껍고, 눈이 크며, 살집이 좋고, 체격이 떡 벌어진 인물로 뼈가 튼튼한 사람을 말한다. 그런데 실제로 이렇게 살이 찐 사람은 뼈가 튼튼할까? 뼈가 튼튼하다는 것은 단지 뼈의 칼슘(골량)이 많다는 것뿐 아니라, 뼈의 재질(골질)이 좋아야 한다. 골질은 뼛속에 들어 있는 칼슘이 아니라, 칼슘 이외의 성분으로 판단한다. 철근 콘크리트 건물을 예로 들어보자. 철근을 아무리 많이 사용해도 주위를 콘크리트로 꼼꼼히 메우지 않으면 튼튼한 건물이라고 볼 수 없는 것과 마찬가지다.

당뇨병 환자는 골절을 일으키기 쉽다. 그런데 골량은 오히려 당뇨병에 걸리지 않은 사람에 비해 많다. 다만, 혈당이 높아 트라베큘라라는 뼛속 칼슘을 비축하는 일종의 선반과 같은 부분에 당분이 결합해 골질이 떨어지면서 뼈가 약해진다.

안타깝지만 비만에 걸리면 뼈가 약해진다. 이것은 지방세포에서 분비되는 지방호르몬과 관련이 있다. 비만이 되면 뇌에, 더는 먹지 말라는 명령을 내리는 렙틴이라는 호르몬이 많이 분비된다고 했다. 렙틴이 뇌에 작용하면 교감신경을 흥분시켜 뼈에 작용한다. 뼈는 뼈를 만드는 조골세포와 뼈를 부수는 파골세포의 균형을 유지하고 있는데, 교감신경이 흥분하면 파골세포의 기능이 활발해지면서 뼈가 녹아버린다. 칼슘은 흥분하기 위해 없으면 안 되는 원소로, 몸에 위기가 닥치면 교감신경이 뼈에서 칼슘을 동원해 몸을 흥분상태로 만든다. 그러니까 비만으로 렙틴의 분비가 증가하면 뼈가 물러지는 것이다. 비만 환자는 체중이 많이 나가 허리나 무릎에 큰 힘이 가해져, 골절이나 관절통의 위험이 더욱 커진다.

뼈를 튼튼하게 하고 싶다면,

◎ 칼슘을 충분히 섭취한다.

◎ 날씨가 좋은 날에는 꼭 한 번 이상 외출한다.

◎ 뼈를 위해서라도 비만을 예방한다.

9

잘 먹고 싶다
인슐린과 인크레틴

호르몬계의 에이스는 살찌는 호르몬?

호르몬에 대해 잘 모르는 사람도 인슐린은 많이 들었을 것이다. 인슐린은 당뇨병을 치료해 주는 착한 호르몬으로 많이 알려져 있는 대표적인 호르몬이다. 당뇨병에 관해서는 기원전 1세기에 이미, 끊임없이 입이 마르고 빈뇨나 다뇨 증상이 있어 '육체와 손발이 소변에 녹아나오는 병'이라는 기록이 남아있다. 당뇨병은 인슐린을 발견할 때까지는 불치병이었다. 당뇨병에 걸리면 혈액 안의 당분을 이용할 수 없게 되면서 혈당이 상승하고 탈수 증상을 겪는다. 그리고 혈액이 산성을 띠면서 환자는 혼수상태에 빠지고, 진단을 받으면 1년 이내에 목숨을 잃었다.

1921년, 캐나다의 외과 의사인 프레더릭 밴팅과 의대생 찰스 베스트는 개의 췌장에서 인슐린을 발견했다. 그리고 이듬해에 14세 소년 레너드 톰슨에게 소의 인슐린을 투여했다. 이후, 인슐린은 세계적으로 해마다 증가하는 수많은 당뇨병 환자의 생명을 구하고 있다.

인슐린은 음식을 먹고 혈당수치가 높아졌을 때, 췌장 안에 존재하는 랑게르한스섬이라는 공 모양의 세포 집단에서 분비된다. 현미경으로 췌장을 들여다보면 장에 소화액을 분비하는 췌장 세포의 바다에 이 세포들이 떠 있는 게 보이는데, 마치 섬처럼 생겼다는 뜻에서 독일의 병리학자 파울 랑게르한스가 붙인 시적인 이름이다. 한 개의 췌장에는 100만 개 이상의 랑게르한스섬이 떠 있다. 이 세상에서 가장 작은 섬이다(그림 참조).

인슐린은 아래와 같은 작용을 한다.

- 근육이 당을 사용하여 운동할 수 있도록 한다.
- 간에서 여분의 포도당을 저장형 글리코겐으로 바꾼다
- 지방조직에서 남는 포도당을 에너지원인 중성지방으로 바꾸어 비축한다

이처럼 인슐린은 남은 에너지를 낭비하지 않고 잘 처리하는 기능을 갖고 있어 절약호르몬이라고 부른다. 음식물이 없을 때 성장호르몬이 혈당을 올리려고 몸속의 당분을 끌어오는 것과는 정반

대의 작용이다.

성장호르몬은 혈당이 갑자기 떨어질 때 긴급 대책을 마련해주는, 늘 앞만 보고 전진하는 타입의 호르몬이다. 반면에 인슐린은 약간이라도 여유가 생기면 영양분을 낭비하지 않고 바로 비축하는 어머니 타입의 호르몬이다. 임기응변에 능한 어머니 호르몬으로 여성호르몬을 소개했는데, 여성호르몬은 인슐린의 분비를 늘리고 출산과 육아를 위한 에너지를 조금이라도 몸에 모아두려고 한다.

비만이 심해지면서 당뇨병이 악화된 환자는 인슐린을 거의 분비할 수 없게 된다. 그러한 환자에게는 인슐린을 주사하는 방법 외에는 혈당을 낮출 수단이 없다. 주사하는 인슐린 양이 늘면 환자가 아무리 식사량을 조절해 체중을 줄이려고 해도, 지방을 모아두는 인슐린의 기능 탓에 살을 뺄 수가 없다. 이것을 인슐린 딜레마라고 한다.

생물의 오랜 역사에서 음식물을 쉽게 얻는 일은 흔치 않았다. 그래서 인슐린과 비슷한 작용을 하는 절약호르몬은 많지 않다. 먹을 게 차고 넘치며 언제 어디서나 원하는 만큼 먹을 수 있는 현대사회에 들어서자, 인슐린이라는 호르몬이 악역을 맡아 혈당이 비정상적으로 치솟는 당뇨병의 위협을 받는 것이다.

이런 이유로 당뇨병은 전세계적으로 가파른 증가추세를 보이고 있다. 2025년에는 전세계 당뇨병 인구가 3억8천만 명 이상이 될 것으로 내다보고 있다. 특히 아시아 지역의 증가가 눈에 띄며 환자

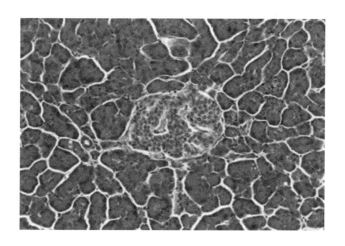

췌장 속의 랑게르한스섬

수는 배가 될 거라는 전망이다. 아시아인은 특히 인슐린 파워에 약하다.

어떻게 보면 우리 몸은 교대할 투수가 없이 단 한 사람의 강력한 에이스만 가진 야구팀인 셈이다. 에이스인 인슐린의 상태가 나빠지면 팀은 속수무책으로 패하고 만다. 인슐린이 꾸준히 분비되게 하려면 늘 배부르게 먹는 습관은 피하는 게 좋다. 인슐린은 탄수화물에 의해 분비가 활발해지므로 영양분을 골고루 섭취하는 것이 무엇보다 중요하다.

당뇨병 치료의 혁명, 인크레틴

식사를 하면 췌장에서 인슐린이 나오는데, 그때 췌장의 활동이 활발하도록 돕는 호르몬이 있다. 바로 인크레틴이다. 인크레틴은 장에서 분비되어 인슐린 분비를 높이는 호르몬으로, 몇 가지 종류가 있다.

사람이 음식물을 섭취하면 장은 이를 즉시 감지하고 인크레틴을 분비해 여러 장기에 지령을 내린다(그림 참조). 우선 췌장에 작용하여 인슐린의 분비를 촉진한다. 췌장에서는 혈당을 올리는 호르몬인 글루카곤도 함께 분비되는데, 인크레틴은 글루카곤의 분비를 줄인다. 또 뇌에 작용하여 먹고 싶은 기분이 들지 않도록 한다. 위의 운동 속도를 떨어뜨려 음식물을 더 이상 장으로 내려보내지 않게도 한다. 그 외에 췌장이 노화되는 것을 막는 작용도 있

식사에 따른 인크레틴 분비와 혈당 저하 작용

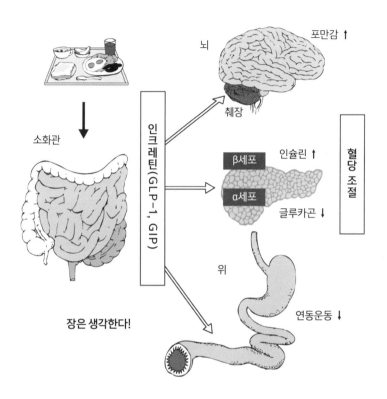

소화관

뇌

포만감 ↑

췌장

β세포

α세포

인슐린 ↑

글루카곤 ↓

혈당 조절

인크레틴(GLP-1, GIP)

위

연동운동 ↓

장은 생각한다!

다고 한다. 이처럼 인크레틴은 팔방미인으로 활약하며, 어떻게든 혈당을 내리려고 한다. 인크레틴은 인슐린이 분비될 때, 인슐린의 상태를 보며 조용히 내조하는 현모양처 호르몬이라고 할 수 있다. 은근하지만 강인하며 현명하게 역할을 완수하는 여성의 힘에 비유할 수 있다.

2010년 인크레틴을 이용한 새로운 당뇨병 신약이 등장하여 당뇨병 치료계에 혁신을 가져왔다. 그야말로 당뇨병 치료의 혁명이 일어난 것이다. 인크레틴 중에 특히 중요한 것이, 소장의 출구나 대장의 L세포라고 부르는 장관내분비 세포에서 분비되는 GLP-1이다. 이 GLP-1의 유사물질이 주사약으로 개발되었다. 또 GLP-1을 분해하는 효소의 기능을 억제하고 GLP-1의 농도를 상승시켜 효과를 높이는 약제도 만들어졌다. 이러한 인크레틴 관련 약제는 새로운 당뇨병 치료 약으로 의학계에 화려하게 등장해, 대형 신인답게 세계적으로 큰 활약을 하고 있다. 저혈당의 부작용도 적고 노인에게도 안전하게 쓸 수 있어서 현재 의료계에서는 폭발적으로 사용되고 있다.

뇌는 장을 위해 존재한다

나는 살기 위해 먹는 게 아니라, '먹기 위해 산다'라는 말을 자주 한다. 생물에게 먹는 것은 가장 중요한 일이다. 그래서인지 자궁 속에서 생명이 탄생해 몸이 만들어질 때 가장 먼저 원장原腸이라는 장이 형성된다. 그리고나서 신경판이라는 신경의 기본틀이 만들어진다. 신경의 역할은 원래는 장이 제 기능을 할 수 있도록 돕는 것이다. 이러한 주종관계(?)는 인간으로 진화할 때까지 쭉 이어져 왔다.

뇌는 언어를 발명하여 인간의 진화에 크게 공헌했다. 그래서 뇌는 당연히 훌륭한 것, 장은 열등한 것이라는 이미지를 갖기 쉽다. 하지만 아무리 생물이 진화하더라도 뇌는 어디까지나 장을 위해 존재한다. 뇌는 기본적으로 장이 제대로 활동하는가가 최우선이다. 장과 뇌는 신경으로 조밀하게 연결되어 있는데, 뇌는 항상 장의 상황을 신속하게 알 수 있게 준비를 해놓고 있다.

우리는 속이 좋지 않으면 만사에 흥미를 잃지만, 맛있는 것을 먹으면 저절로 기분이 좋아진다. 하루 생활의 반 이상은 뭘 먹을지에 대해 생각하지 않을까 싶다. 장과 뇌는 그만큼 밀접한 관계에 있다. 그래서 애초에 장의 움직임을 조절하기 위해 생겨난 많은 장호르몬이 뇌에서도 같은 작용을 한다. 언니(장)가 입었던 옷을 여동생(뇌)이 물려 입는 셈이다. 이러한 호르몬을 장뇌호르몬brain-gut hormone이라고 부른다.

그렐린은 위에서 만들어지는데 공복일 때 더 많이 분비된다. 기아 상태는 에너지가 끊겨 분명하게 생명이 위험한 상황이다. 이러한 상태에서 활발하게 분비된 그렐린은 혈액에 분비되지 않고 보다 빠르게 작용하기 위해 위 주위에 있는, 뇌에 곧바로 연결된 신경에 작용한다. 핫라인이라고 할 수 있다. 장이 뇌에게 '빨리 먹어'라는 명령을 내리는 것이다. 뇌에 보내는 그렐린의 명령은 그것만이 아니다. 성장호르몬의 분비를 늘리라는 명령도 한다. 이것은 성장 호르몬이 혈당을 올리는 작용을 하는 것을 염두에 둔 명령이다.

장뇌호르몬인 그렐린은 뇌의 시상하부에 자리한 궁상핵이라는 곳에서도 만들어진다. 여기서 만들어진 그렐린은 가까이에 있는 신경에 직접 작용하여 먹는 행동을 촉진한다. 그 외에도 그렐린은 우리를 차분하게 하고 잠이 오게 만드는 기능이 있다. 일종의 동면 상태를 유발하는데, 혈당이 떨어지면 움직임을 줄이는 편이 낫기 때문이다. 이처럼 장과 뇌는 같은 호르몬을 함께 사용하며 서로 돕는, 사이 좋은 자매 사이라고 할 수 있다.

쓸개즙도 호르몬?

곰의 쓸개는 오래 전부터 장수의 비약으로 중요하게 대접받았다. 400년 전에는 금과 똑같은 값어치로 교환할 수 있었고, 지금도 중국 암시장에서는 밀렵한 반달가슴곰의 쓸개가 비싼 값에 팔리고 있다. 쓸개가 이렇게 오랫동안 사람들의 기대를 저버리지 않고 인기를 유지할 수 있는 것은, 쓸개즙에 확실한 비약 성분이 포함돼 있기 때문이다.

쓸개즙의 주성분은 담즙산(우르소데옥시콜산)이다. 간에서 만들어져 일단 쓸개에 보관되었다가, 음식물이 장으로 이동하면 쓸개가 수축하여 십이지장으로 분비된다.

우리는 학교에서 쓸개즙은 비누처럼 기름진 것을 잘 흡수하게 해준다고 배운다. 그런데 와타나베 미쓰히로 교수는, 담즙산은 혈액에도 분비되며 지방세포나 근육세포에 작용하여 대사를 촉진해 지방을 태우는 호르몬이라는 사실을 발견했다. 최근에는 장에 분비된 담즙산이 인크레틴의 GLP-1 분비를 돕는다는 보고도 있었다. 즉, 담즙산이 비만이나 당뇨병에도 효능이 있다고 밝혀진 것이다. 또한, 콜레스테롤로 만들어지므로 아주 훌륭한, 먹어서 효과가 있는 호르몬이기도 하다.

아리스토텔레스는 쓸개즙이 많은 사람은 정열적인 야심가라고 했다. 담즙산이 대사를 높이는 역할을 하는 만큼 충분히 이해할 수 있는 해석이다.

우리는 장에 조종당하고 있다

우리 몸을 구성하는 세포 수는 약 60조 개인데, 우리 뱃속에는 백여 종의 장내세균이 100조 마리 이상이나 살고 있다. 무게로 치면 1킬로그램 이상으로, 대변의 반은 장내세균의 사체인 셈이다. 우리와 장내세균의 관계는 상부상조, 공생 관계다. 장 안에 가만히만 있으면 음식을 알아서 보내올 뿐 아니라, 산소가 없는 상태에서만 살 수 있는 세균에게는 산소가 거의 없는 대장이 최적의 보금자리인 셈이다. 그러면 장내세균은 과연 우리에게 도움이 될까?

채소를 싫어하는 사람이 많은데 채소를 멀리하는 습관은 건강에 좋지 않다는 것은 누구나가 알고 있다. 그러면 채소가 왜 몸에 좋은 걸까? 물론 채소에는 몸에 없어서는 안 되는 미네랄이나 비타민이 포함되어 있다. 그러나 그 외에도 식이섬유나 올리고당(포도당, 과당, 젖당이 2~3개씩 연결된 것)이 많이 들어있다는 점이 무엇보다 중요하다. 이들은 또 끈적끈적한 식품에도 많이 포함되어 있다. 식이섬유의 권장 섭취량은 성인 남성 기준은 하루 19그램 이상, 성인 여성은 하루 17그램 이상이라고 하는데, 아시아인은 보통 그보다 덜 섭취한다. 올리고당은 우엉, 양파, 아스파라거스, 대두 등에 많이 포함되어 있고, 최근에는 올리고당이 첨가된 요구르트도 판매되고 있다.

이러한 음식재료는 우리 스스로는 소화시킬 수가 없어서, 장내세균의 먹이가 된다. 장내세균은 식이섬유와 올리고당을 섭취하여 생존을 위한 에너지를 만들어 낸다. 그 과정에서 필요 없는 것을 배설하는데, 이 배설물(장내세균의 대사물)이 우리 건강에 큰 영향을 끼치는 것이다. 장내세균이 하는 대사가 바로 발효이기 때문이다. 요구르트, 치즈, 간장, 된장 등의 발효식품이 몸에 좋은 이유가 바로 여기에 있다.

최근에 장내세균이 만드는 대사물 중에 아세트산(2개의 탄소로 이루어졌다)과 부틸산(4개의 탄소)의 역할이 밝혀졌다. 옛날에는 탄소 수가 적은 지방산(짧은사슬지방산이라고 한다)도 우리에게 일종의 에너지원이 되기 때문에 중요하다고 인식했다. 그러나 이런 물질이 '유사 호르몬'이라는 주요 기능이 있다는 것이 최근에 밝혀졌다.

장내세균이 뇌에 명령을 내린다?

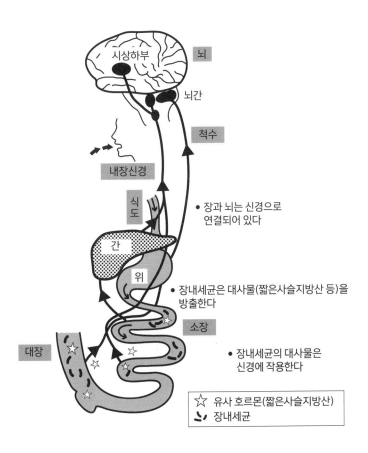

시상하부

뇌

뇌간

척수

내장신경

식도

간

위

• 장과 뇌는 신경으로 연결되어 있다

• 장내세균은 대사물(짧은사슬지방산 등)을 방출한다

소장

대장

• 장내세균의 대사물은 신경에 작용한다

☆ 유사 호르몬(짧은사슬지방산)
∿ 장내세균

아세트산은 창자 안에서 병을 일으키는(장 세포를 죽이는) 나쁜 세균(예를 들어 O-157)의 번식을 억제한다. 부틸산은 장에 흡수되어 장 림프구에 작용해 면역력을 조절하는 것으로 알려졌다. 그래서 언뜻 장과는 관계가 없는 듯한 병, 가령 천식이나 아토피, 신장염 등 알레르기나 염증과 관련한 질환이, 사실은 장내세균의 이상 때문에 일어난다는 것을 알 수 있게 되었다.

현재는 비만, 당뇨, 동맥경화도 장내세균총의 균형 붕괴와 상관이 있을 거라고 보고 있다. 그동안 이런 병은 섭취한 음식물 때문에 생긴다고 생각해왔는데, 사실은 그런 음식물을 처리하는 세균에 문제가 생겼을 때 발병률이 훨씬 높아진다. 나쁜 음식물과 나쁜 장내세균의 합작품인 셈이다.

장내세균이 만드는 아세트산과 부틸산 같은 짧은사슬지방산, 다시 말해 유사 호르몬은 장 주위에 분포한 뇌로 연결된 신경의 핫라인에 직접 작용한다는 사실도 드러났다. 장내세균이 자신이 만드는 유사 호르몬을 통해 사람의 뇌에 명령을 내리고 있는지도 모른다(그림 참조). 먹을 것을 더 달라고 뇌에 명령하여, 우리에게 계속 먹고 싶은 기분이 들게 할 수도 있다는 뜻이다.

당뇨병 환사는 치매에 걸리기 쉽다고 한다. 예전에는 당뇨병은 혈관의 병이며, 악화하면 뇌의 혈액 순환이 나빠져 인지증 증상(치매)이 나타난다고 생각했다. 그런데 당뇨병 환자의 장 속에는 특정 세균이 있고, 그 세균이 만들어낸 유사 호르몬이 장의 신경에 작용해 뇌로 통하는 신경회로를 망가뜨린다는 의견이 최근 대두되었다. 사실, 파킨슨병이라는 신경병에서 가장 많이 나타나는 초기 증상은 변비다. 변비는 장내세균의 혼란으로 일어난다. 장내세균은 우리 몸에 없어서는 안 되지만, 한편으로 우리는 골치 아픈 질환까지 감당하고 있다.

살이 찌지 않게 하려면,

◎ '배가 고프다'는 생각이 들기 전에는 먹지 않는다.

◎ 반찬은 되도록 가짓수를 많이 한다.

◎ 발효유, 채소, 끈적끈적한 음식을 자주 먹는다.

젊게 살고 싶다
그렐린과 클로토

건강하게 120세까지

2013년 일본 미에현의 이세신궁에서 시키넨센구式年遷宮를 거행했다. 그 해에는 1300만 명이 넘는 참배객이 신을 새로이 맞는 마음으로 참배를 올렸다. 20년에 한 번, 정기적으로 신이 머무는 정전 옆에 똑같은 양식의 새로운 정전을 세워 신체御神体를 옮긴다. 이 의식은 음력 10월에 지러지는데 정선 외에도 신사 내 14곳의 별궁 신전이나 신사 앞 기둥문도 새로 만들고, 1576점에 이르는 의복과 보물도 새로 만들어 모신다. 이 제사는 아스카 시대의 지토 왕이 재위 중이던 690년에 시작하여 1300년 이상 계속되고 있다.

오래 전부터 일본인은 자기 집을 하루도 빠짐없이 걸레질하고 마당을 쓸어 청결을 유지했다. 일상생활을 하면서 집이 더러워지기 전에, 혹은 조금이라도 더러워지면 깨끗하게 하는 풍습이 지금까지 남아있다. 이것은 앞에서 설명한 호르몬의 항상성 유지 작용과 일맥상통한다. 호르몬은 몸이 잠시도 엉뚱하게 흔들리지 않도록 감시한다. 그리고 문제가 생기기 전에 적극적으로 대처하여 늘 중용을 유지할 수 있도록 한다.

고대 일본인의 정신 구조 속에 자신의 집을 소중히 사용하면서도 정기적으로 모든 것을 확실하게 새로 꾸민다는 생각이 싹터 지금까지 계승되고 있다는 것은 놀라운 일이다. 아무리 깨끗하게 사용해도 우리가 만족스럽게 사용할 수 있는 한계를 20년이라고 정한 것이다.

그러면 인간의 진정한 유효기한은 얼마나 될까? 기록에 확실하게 남아있는 최고 장수자는 프랑스의 잔 루이즈 칼망 씨로, 그녀는 122세까지 살았다. 즉, 현재 인간의 최대 수명은 대체로 120세라고 할 수 있다. 장수 국가인 일본에서는 100세 이상의 장수자(백수라고 한다)가 해마다 증가해 현재 5만 명을 돌파했다. 또 110세 이상은 전국에 78명이 있다고 한다. 이들을 슈퍼 센테네리언이라고 부르는데, 어떤 의미에서 보자면 인간 수명의 한계까지 살아온 분들이다. 사는 것의 궁극적 승리자라고 할 수 있다. 우리는 게이오기주쿠대학 백수종합연구센터를 설립하여 그들이 어떻게 장수에 성공할 수 있었는지, 거의 모든 분에게 혈액과 소변, 대변을 받아 요인을 탐색하고 있다.

그들의 특징 중 하나는 놀랍게도 당뇨병을 앓는 사람이 없고, 혈압이 낮고, 동맥경화가 적다는 점이다. 그들은 일상생활에서 자신의 몸을 꾸준히 갈고 닦으며 병에 걸리지 않도록 관리하고 있었다. 그래도 120년 정도가 지나 한계에 도달하면, 자신의 유전자를 물려준 자식을 통해 완전히 새롭게 바꿀 필요가 있다. 이런 삶의 방법이 바로 우리가 언제나 젊음을 유지할 수 있는 길이 아닐까? 이제 마지막으로 늙지 않고 언제나 젊고 싶은 욕망에 도전하는데 필요한 호르몬 이야기를 해보자.

젊게 하는 호르몬이 죽음을 앞당긴다

곤충에게는 유충호르몬juvenile hormone이 있다. 이 호르몬은 곤충이 유충 상태일 때 분비되어, 변태를 통한 성장을 억제한다. 탈피 호르몬의 작용을 막아 언제까지나 유충에 머물게 하고, 변태를 거쳐 성충이 되는 것을 억제하는 호르몬이라 붙여진 이름이다. 그러나 성충이 되더라도 유충호르몬은 계속 분비된다. 그럼 유충호르몬은 다 자란 몸에는 어떻게 작용하는 걸까?

꿀벌은 여왕벌 한 마리와 다수의 일벌로 구성된 사회를 이룬다. 여왕벌이나 일벌은 완전히 같은 유전자를 가진 자매인데, 여왕벌은 페로몬(공기를 통해 전달되는 호르몬과 유사한 물질)을 분비하여, 일벌의 난소 기능을 완전히 억제해 알을 낳을 수 없게 한다. 일벌이라도 각자 맡는 일은 다르다. 벌집 안에 있는 일벌은 여왕벌을 돕거나 청소와 육아를 담당하고, 다른 일벌은 벌집 밖으로 나가 꽃의 꿀을 모은다.

유충호르몬은 성충이 된 일벌에도 분비된다. 그러면 일벌은 내근 생활을 접고 바깥 공기를 마실 수 있는 외부 활동을 하게 된다. 그런데 벌집 안에 있던 일벌이, 바깥에서 꿀을 따게 되면 수명이 줄어든다.

이처럼 곤충의 성충에게 유충호르몬은 인간의 성장호르몬과 비슷한 기능을 한다. 앞에서 성인에게 성장호르몬이 너무 많으면 수명이 짧아진다고 했다. 성충이 된 일벌도 유충호르몬의 작용으로 계속 성장해 바깥 세상에서 활동하게 되면 수명이 줄어든다. 그런데 유충호르몬은 곤충이 나이를 먹을수록 그 분비량이 늘어난다. 나이가 들면서 떨어지는 신체 능력을 보강하기 위해 분비량을 계속 늘리는데, 그만큼 죽음의 시기를 앞당기는 것이다.

성충이 된 일벌에게 젊게 행동하도록 만들어주는 건강의 징표 같은 유충호르몬은 너무 지나친 자극이라고 할 수 있다. 활기차고 건강하게, 그리고 오랫동안 사는 것은 두 마리 토끼와 같아 동시에 하기 무척 어려운 일이다.

성장호르몬이나 곤충의 유충호르몬과 같이, 성장과 전진만을 강요하는 호르몬이 몸에 넘치면 수명은 오히려 단축된다. 갑상선호르몬이나 아드레날린, 노르아드레날린과 같이 발열을 촉진하는 호르몬도 마찬가지다. 이런 호르몬은 심장을 자극하는데, 고령자의 경우에는 심장이 힘을 얻는 게 아니라 반대로 심부전을 일으킬 수 있다. 나이를 먹어 체력이 점차 떨어지는 시기인데도, 예전처럼 몸에 채찍질을 해댄다면 장기는 오히려 지쳐 나가떨어질 것이다. 일상 생활 중에 꽤 오랜 시간 공들여 일을 해도 별다른 진척이 없는 경우가 종종 있다. 이것은 노력하게 하는 호르몬이 과잉 분비되어, 효과는 나지 않고 몸만 지치게 하기 때문이다.

배구에서는 1세트마다 타임아웃을 2번 할 수 있다. 선수들이 지쳤거나 페이스가 자기 편에 불리하게 돌아가면, 감독은 숨을 고르며 전열을 재정비할 수 있도록 타임아웃을 불러 휴식시간을 갖는다. 우리 몸도 마찬가지다. 젊음을 유지하는 데는, 장기들 간의 균형이 무너지지 않도록 안정을 유지하면서 조심스럽게 다루는 것이 중요하다. 교감신경의 과도한 긴장 상태를 억제하고, 부교감신경을 활발하게 만들어 뇌를 편안하게 하는 호르몬 환경을 갖출 필요가 있다.

미토콘드리아를 강하게 하는 그렐린

젊음을 유지하는 물질로 두 개의 호르몬(이라고 생각하는 물질)을 꼽을 수 있다. 그렐린과 클로토다. 그렐린은 앞에서 설명한 것처럼 1999년에 일본의 고지마 마사야스와 간가와 겐지가 발견한 위에서 분비되는 호르몬이다. 그레ghre는 인도유럽어의 공통모어에서 나온 말로 '성장'이라는 뜻이다. 클로토는 1997년 나베시마 요이치와 구로오 마코토가 발견했다. 클로토는 혈액을 타고 흐르는데, 클

196

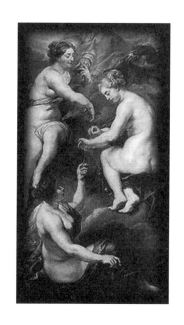

페테르 파울 루벤스의 <마리 드
메디치의 운명의 실을 잣는 파르카
여신들> 일부
(루브르 미술관 소장)

로토 유전자가 없는 쥐는 수명이 짧고, 동맥 경화, 골다공증, 폐기종, 보행 이상 등 노화에 수반되는 증상을 보였다. 그래서 발견 당시 노화와 관련한 호르몬으로 큰 주목을 받았다. 그러나 현재까지 클로토 호르몬이 어떻게 작용하는지는 분명히 밝혀지지 않았다.

클로토는 그리스 신화에 나오는 운명의 실을 잣는 여신의 이름이다(그림 참조). 앞의 그림은 루벤스의 작품 〈마리 드 메디치의 운명의 실을 잣는 파르카 여신들〉이다. 프랑스의 왕비인 마리 드 메디치가 생을 마감할 때, 그 옆에서 운명의 여신들이 생명의 실 한 가닥을 뽑는 풍경을 그리고 있다. 클로토의 작용 즉, 생명의 실을 뽑는 방법에 대해서 발견 초기에는 잘 알지 못했다. 그러나 계속된 연구를 통해 클로토가 세포의 표면에 존재하며 다른 호르몬이 클로토의 수용체에 결합할 때 도움을 준다는 사실을 알아냈다. 클로토는 호르몬이 아니라, 오히려 호르몬 수용체처럼 활동하는 것이 주요 기능이라는 것이다.

에너지원인 ATP는 세포 안에 존재하는 미토콘드리아에서 만들어진다. 미토콘드리아는 모든 장기의 세포에 존재하며, 당과 지방을 이용하여 ATP를 만들어낸다. 미토콘드리아의 힘이 떨어지는 것이야말로 말 그대로 노화라고 할 수 있다. 다시 말하면, 미토콘드리아를 건강하게 유지하면 활기찬 삶을 영위할 수 있는 것이다.

우리는 그렐린이 미토콘드리아의 힘을 강하게 한다는 사실을 알아냈다. 나이를 먹으면 근육의 미토콘드리아가 약해지고 지구력이 떨어진다. 늙은 쥐에게 그렐린을 투여했더니, 근육 내 미토콘드리아의 수가 증가하면서, 지구력을 회복했다. 또 신장이 약한 쥐에게 그렐린을 투여하자 단백뇨가 줄면서, 신장 기능을 회복했다.

실제로 인간에게 그렐린을 투여하면 여러 가지 병에 효과가 있는 것으로 보고되고 있다. 암으로 마른 사람, 심부전, 호흡부전, 당뇨병성 신경장애를 겪는 환자가 어느 정도 회복된 것이다. 게이오기주쿠대학병원에서는 곧 투석을 시작해야 하는 신장병 환자에게 그렐린을 투여하여, 투석 시기를 늦출 방법이 있는지 알아보는 임상시험을 진행 중이다.

몸에 채찍질만 하면 약해진다고 했는데, 그렇다고 당근만 준다면 어떨까? 그 역시도 몸은 쇠약해질 뿐이다. 미토콘드리아는 당분과 지방성분을 원료로 산소를 이용하여 에너지원인 ATP를 생성한다. 미토콘드리아를 건강하게 하려면 당분과 지방분을 약간 줄여, 산소를 다소 부족하게 하면 효과가 있는 것으로 알려졌다. 즉, 미토콘드리아에게 약간 까다로운 환경을 조성하면 오히려 좀 더 노력하게 된다는 것이다. 그러면 미토콘드리아는 게으름을 피우지 않고 열심히 움직여 ATP를 많이 만들어 낸다.

따라서 먹을 것을 조금 줄이면(원료인 당분과 지방성분을 줄인다) 다시 말해, 배가 덜 부르게 먹고 운동을 하면(산소가 부족해진다) 건강에 좋다. 실제로 하등동물에서 원숭이에 이르기까지, 섭취 열량의 양을 80퍼센트 정도로 줄이면 장수한다는 사실이 증명되고 있다. 또 운동은 다양한 질환의 발병을 억제하여 생명연장 효

과를 발휘하며, 최근에는 인지증 진행을 늦출 수 있다는 사실도
밝혀졌다.

정력을 높여주는 클로토

현재까지 발견된 클로토에는 두 가지가 있다. 알파-클로토와 베
타-클로토다. 알파-클로토는 신장에서 만들어지는데, 뼈에서 만
들어지는 FGF 23 호르몬의 작용을 도와 칼슘 농도를 조절한다.
특히 비타민 D의 생성을 억제하여 인의 농도가 지나치게 높아지지
않도록 한다. 베타-클로토는 간에서 만들어지는데, 장에서 만들
어지는 FGF 19라는 호르몬이 간에 미치는 작용을 조절한다. 즉,
콜레스테롤이나 담즙산의 합성을 제어한다.

칼슘은 인간이 살아가는데 필수적이며, 인은 에너지원인 ATP
의 원료다. 알파-클로토는 ATP가 작용할 때 필요하다는 사실도
알게 되었다. 베타-클로토는 정력을 높여주는 담즙산 합성과 관
련이 있다. 이처럼 두 가지의 클로토 모두 생기 있게 살아가는 데
에 꼭 필요한 물질이다.

클로토는 칼슘에 관련된 호르몬과 장에 관련된 호르몬이 젊
게 살아가는데 상당히 중요하다는 것을 알려준다. 또 호르몬과 호
르몬 수용체 사이에는 말로 다 설명할 수 없는 세계가 있다는 것을
알게 되었다. 앞으로 클로토가 전하는 메시지를 참고하여, 건강하
게 장수할 수 있는 새로운 방법을 찾아내기를 기대한다.

앞의 그림을 다시 보면, 맨 위의 클로토가 왼손의 실패에서 양모를 풀어내면 가장 아래에서 라케시스가 오른손의 방추를 돌려 실에 꼬아가며 감는다. 둘 사이에서 아트로포스는 실을 자르는 타이밍, 즉 죽음을 가늠하고 있지만, 아직 가위는 손에 들지 않고 있다. 언제까지나 그 실이 끊어지지 않기를 바랄 뿐이다.

젊음을 오래 유지하고 싶다면,

◎ 어려운 문제의 해결은 이튿날 아침으로 미룬다.

◎ 배를 덜 채우고, 운동을 꾸준히 한다.

◎ 젊을 때는 찬바람을, 나이 들어서는 태양을 가까이한다.

3장

실천하기 쉬운
호르몬
건강법

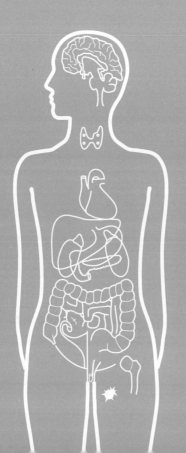

마지막으로 몸에 좋은 호르몬을 많이 만들어 건강하게, 또 오래 살려면 어떻게 하면 좋을지 정리해 보았다. 호르몬은 많든 적든 뇌의 지배를 받는다. 몸과 마음이 편안할 때 좋은 호르몬이 활발하게 분비된다. 그래서 우리가 즐겁다고 느끼면 우리 몸의 호르몬도 어느 한쪽으로 치우치지 않고 건강하게 유지된다.

호르몬을 이용한 건강법은 크게 다음 네 가지다.

· 즐겁게 먹는다
· 활기차게 움직인다
· 편하게 잔다
· 기분좋게 대화한다

첫째, 즐겁게 먹는다

가장 위협적인 적은 비만이다. 과식은 금물이며 달고 기름진 것은 먹지 말라는 말은 귀에 못이 박힐 만큼 들어왔다. 하지만 그렇다고 늘 죄책감에 시달려 마음 편히 음식을 먹지 못하면 좋은 호르몬은 절대 분비되지 않는다.

공복감을 느낀다

미토콘드리아를 강하게 하는 그렐린은 공복일 때 많이 분비된다. 또 속이 비어 있을 때 먹어야 더 맛있게 느껴진다. 달리 할 일이 없어서, 혹은 시간을 보내기 위해, 아니면 스트레스 해소를 위해 먹는 것은 결코 먹는 즐거움을 위한 행위가 아니다.

속이 비었다는 생각이 들 때까지 기다리자고 정해놓으면 자연스레 먹는 양을 줄일 수 있다. 식사시간에 맞춰 즐겁게 음식을 먹을 수도 있고, 그런 때야말로 ATP라는 활동에너지원을 생성하는 미토콘드리아에 도움이 되는 그렐린도 많이 분비된다.

다양하게 먹는다

다양한 식사를 하는 것도 중요하다. 여러 가지 음식이 눈앞에 있으면 마음이 설레기 마련이다. 여러 가지 음식이 차려져 있는데,

한 가지만 계속 먹으면 다른 음식을 맛볼 수 없다. 다양한 음식을 맛보다 보면 먹는 양도 자연스레 줄일 수 있다. 한 번에 모든 음식을 먹어치우는 것이 아니라, 각 요리의 맛을 음미하면서 먹는 것이 중요하다. 설레는 감정은 뇌 속의 도파민 분비를 촉진하고 부교감신경을 활발하게 하여 장의 움직임도 좋게 만든다.

규칙적으로 먹는다

정해진 시간에 규칙적으로 음식물이 들어오면, 장은 이에 맞춰 다량의 장호르몬을 분비할 수 있다. 속이 비면 우선 위에서 그렐린이 분비된다. 그러면 음식물을 먹기 시작할 때 부교감신경이 활발해지면서 편안하게 식사를 즐길 수 있어 장의 움직임도 훨씬 유연해진다.

위를 가득 채운 음식물이 십이지장과 소장으로 이동하는 것을 감지하면, 담즙이 장으로 흘러들어 인크레틴 중 GIP와 GLP-1을 분비한다. 인크레틴은 인슐린의 분비를 촉진하고 혈당을 내리며, 그만 먹는 게 좋겠다고 뇌에 명령을 내린다.

먹는 것을 멈추지 않으면 인크레틴도 끊임없이 분비된다. 그러면 뇌는 더이상 인크레틴의 명령을 듣지 않게 된다. 뇌가 말을 듣도록, 정해진 시간에 먹고 적당할 때 멈추는 것이 중요하다.

밤에는 먹지 않는다

잠을 자는 동안에는, 먹지 말라고 명령을 내리는 렙틴의 농도가 올라가고 먹으라고 명령하는 그렐린의 농도는 내려간다. 그래서 우리는 자는 동안 음식물을 섭취하지 않아도 공복감을 느끼지 않고 푹 잘 수 있다.

그러나 한밤중에 음식물을 먹으면 이 리듬이 깨진다. 밤이 되어도 렙틴의 농도는 여전히 낮고 그렐린의 농도가 상승하여, 식욕이 당겨 뭔가 먹게 되고 결국 살이 찌는 것이다. 수면 시간도 짧아질뿐더러, 먹자마자 잠자리에 들면 몸도 괴롭고 즐겁지가 않다.

집에서 밥을 먹는다

'뭘 먹어야 호르몬 건강에 좋을까요?'라는 질문을 자주 받는다. 호르몬의 원료는 아미노산(먹어도 효과가 없는 호르몬)과 콜레스테롤(먹으면 효과가 있는 호르몬)이다. 따라서 단백질은 충분히 섭취하는 게 좋다. 그리고 영양가 높은 반찬을 먹는다. 일본인은 예로부터 아미노산이 주원료인 감칠맛을 중요하게 여겼다(감칠맛은 1908년 이케다 기쿠나에가 발견한 제5의 맛이다). 일식이 유네스코 무형 문화유산으로 지정된 것은 세계의 사람들이 그 훌륭함을 인정한 증거다.

콜레스테롤은 일반적인 식생활이면 충분한 양을 섭취할 수 있다. 오히려 몸에 남아도는 것이 문제다. 착각하는 사람이 많은데 콜레스테롤(나쁜 콜레스테롤)은 비만이나 운동과는 큰 상관이 없으며, 대부분 체질에 따라 결정된다. 콜레스테롤이 높은 사람의 섭취량 기준은 하루 300밀리그램 미만이다. 달걀 한 알에 들어있는 콜레스테롤의 양은 200밀리그램 정도이므로, 매일 달걀 두 개로 만든 계란부침을 먹는 것은 바람직하지 않다. 감자칩에는 콜레스테롤이 전혀 들어있지 않고 초콜릿이나 라면에 들어있는 콜레스테롤의 양도 아주 적지만, 포화지방산에는 콜레스테롤을 늘리는 기능이 있으므로 콜레스테롤이 높은 사람은 조심할 필요가 있다.

> 인류의 행복에서 새로운 요리의 발견은, 천체의 발견 그 이상이다.
> 브리야 사바랭 《미식예찬》

둘째, 활기차게 움직인다

움직이면 운동호르몬이 분비된다

운동이 몸에 좋다는 것은 다들 알지만 어째서 몸에 좋은지 대답할 수 있는 사람은 많지 않을 것이다. 운동을 하면 열량이 소비되어 살이 빠질 거라는 생각은 헛된 믿음이다. 운동으로 소비하는 열량은 스포츠맨이 몸을 단련하는 식의 격렬한 운동이 아니면 기대할 수 없다. 살을 빼려면 다이어트밖에 없다.

그러나 운동을 하면 대사증후군이나 고혈압, 당뇨병은 분명히 개선된다. 혈액 순환이 좋아져 심장과 혈관에서 호르몬이 활발히 분비되기 때문이다. 오랫동안 심장 혈관은 혈액을 내보내는 펌프의 기능만 있다고 알려져 왔다. 그러나 심장이나 혈관은 몸속에 흐르는 혈액량이 늘어나는 것을 감지하여 호르몬을 분비한다. 나트륨이뇨펩티드와 일산화질소다. 이 두 호르몬은 심장이나 혈관에 과도한 압력이 가해지지 않도록 혈관을 넓혀 많은 혈액이 원활하게 흐를 수 있게 한다. 또한 나트륨이뇨펩티드는 신장에 작용하여 불필요한 수분이나 소금을 몸 밖으로 배설하도록 한다.

욕조에 들어가면 소변이 마려워진다. 욕조에 몸을 담그면 다리에 수압이 가해져 다리에서 정체된 혈액이 심장으로 몰려 나트륨이뇨펩티드의 분비를 재촉하기 때문이다. 그래서 나트륨이뇨펩티드는 불필요하게 몸이 붓는 것을 억제하는 역할도 한다.

운동호르몬이 분비되면 혈관이 넓어지므로 혈압이 떨어진다. 혈류가 증가하고, 혈당을 낮추는 작용을 하는 인슐린이 장기로 수월하게 이동하여 혈당이 떨어진다. 운동을 하면, 근육에서 직접 인터루킨이라는 물질이 분비되어 장에 작용해 인크레틴의 분비를 높이고 혈당을 낮춘다는 보고도 있다. 인터루킨은 몸에 스트레스나 이변이 생겼을 때 분비되어, 염증을 일으키는 세포에 작용해 몸을 방어하도록 만드는, 경계호르몬(사이토킨이라고 한다)이다. 운동을 해서 산소가 부족해지면 이변을 느낀 근육 세포가 경계호르몬을 분비하는 것이다.

운동호르몬은 몸을 단련시킨다

운동을 할 때 활발히 분비되는 운동호르몬은, 그렐린과 마찬가지로 ATP를 만드는 미토콘드리아를 건강하게 만든다는 사실이 발견되었다(그림 참조). 나트륨이뇨펩티드나 일산화질소 기능을 강화한 쥐는 미토콘드리아의 수가 대폭 늘어나 근육이 강해지고, 지구력이 높아졌으며, 신장이 약화되는 것이 억제되었다.

로코모티브 증후군 이야기를 했는데 최근에 노인의 허약 체질이 큰 문제가 되고 있다. 청장년층은 열량 과다 섭취에 의한 비만이 문제인데, 나이가 들면 오히려 영양이 부족하고 근육이 줄어들어 심각한 문제가 되고 있다. 움직이기 힘들어 자리에서 일어나기도 어려워지면, 치매가 심해지고 기관지 근육이 약해진다. 그러면 기침을 못 하게 되어 폐렴으로 사망할 확률이 높아진다. 삼킬 힘도 없어 음식물을 먹을 수도 없다.

한 번 근육을 잃으면 회복은 상당히 어렵다. 근육이 점점 줄어가는 상태를 사르코페니아(sarcopenia, sarco는 근육, penia는 줄어들다라는 의미)라고 하는데, 정말 무섭고 두려운 일이다. 세월을 이기는 장사는 이 세상에 없다. 보통 6미터 거리를 스스로 걷지 못하는 노인을 상당히 위험하다고 간주한다. 평상시 운동을 통해 운동호르몬 분비를 높여 근육의 나이를 유지하는 것이 사르코페니아를 막는데 매우 중요하다.

매일 30분씩만 걸어도 큰 효과를 볼 수 있다. 옆 사람과 대화

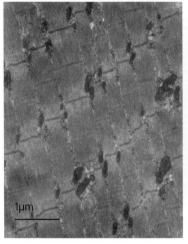 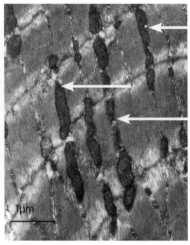

Wt 대퇴직근의 전자현미경 사진(×10000)　　　　　　cGK-Tg

운동 호르몬(운동할 때 활발히 분비되는 호르몬)은 미토콘드리아를 건강하게 만든다.
이뇨펩티드의 움직임을 강화한 쥐(오른쪽)는 일반 쥐보다 근육에 미토콘드리아의 수가 많고
크기도 크다.

를 나눌 수 있는 정도의 가벼운 운동 정도면 좋다. 그런데 보다 큰 효과를 보려면, 숨이 찰 정도의 격렬한 운동, 전력을 다해 (30초 이상 계속하기 힘든 정도)자전거를 타는 운동을 단속적으로 해야 한다. 젊은 사람이라면 이렇게 격렬한 운동을 하는 것이 나이들어 근육을 지키는데 큰 도움이 될 것이다.

젊은 시절에 스포츠 동아리에서 몸을 단련한 사람은 동아리를 그만두어도 어느 정도는 건장한 체격을 유지할 수 있다. 하지만 중년이 되면 아무래도 군살에 대한 고민을 피할 수가 없다. 근육은 저축할 수 있는 것이 아니다. 평생 끊임없이 움직여야 한다. 그렇게 하기 위해서는 꾸준히 할 수 있는 자신만의 방식을 찾아야한다. 아무리 건강에 좋다지만, 운동도 본인이 즐겁지 않으면 계속하기가 쉽지 않다. 무리하지 않으면서도 즐겁게 할 수 있는 운동은 개인마다 다를 테니, 자신에게 맞는 운동법을 찾아야 한다.

건강하려고 운동하는 게 아니라, 운동하려고 건강을 지킨다

우리는 살기 위해 먹는 것이 아니다. 먹기 위해 사는 것이다. 그만큼 먹는 것은 중요하다. 운동에 대해서도 이런 생각의 전환이 필요하다. 운동을 하면 물론 건강해질 수 있지만, 의무감에서 억지로 하는 운동은 꾸준히 하기 어렵다. 그러나 운동을 꾸준히 하다 보면 어느새, 즐거운 운동을 계속하고 싶고 그러기 위해 건강해지고 싶다는 생각이 들게 된다. 그런 마음이 생기면 질리지 않고 운동을 계속할 수 있을 것이다.

최근 뇌 연구 분야에서도 이런 사고방식을 갖게 되는 게 충분히 가능한 일이라는 것을 밝혀냈다. 운동을 하고 싶어지는 신경이 발견된 것이다. 재미있는 것이, 이 신경은 먹는 것을 제어하는 신경 바로 옆에 있다. 그래서 운동하고 싶어지는 신경이 흥분하면, 먹고 싶어지는 신경의 흥분은 억제된다. 충분히 운동을 할 수 있게 되면 식욕은 오히려 떨어지는 것이다. 하지만 반대로, 먹기만 한다면 운동하고 싶은 마음은 들지 않게 될 것이다.

> 높이 오르려거든 너 자신의 다리로 오르라! 높은 곳에 오르려고 타인의 힘을 빌려서는 안 된다. 다른 사람의 등이나 머리에 올라타도 안 된다.
> 프리드리히 니체 《차라투스트라는 이렇게 말했다》

셋째, 편하게 잔다

자는 시간을 줄이지 마라

일본인은 세계에서 수면시간이 가장 짧고, 다섯 명 중 한 명꼴로 불면증에 시달린다고 한다. 수면은 한마디로 뇌의 자율학습 시간이다. 뇌는 밤에 잠을 자면서 쉬는 게 아니다. 낮에 입수한 수많은 정보를 정리한다. 더이상 정보가 들어오지 않는 상황에서, 뇌는 홀로 낮에 얻은 정보를 추려내 기억에 남기는 작업을 한다.

수면은 뇌에게 아주 중요한 보수와 유지의 시간이다. 잠들기 전까지 내내 고민하던 문제가 있었는데, 아침에 일어나자마자 거짓말처럼 해결책이 딱 떠오르는 일이 종종 있다. 자는 사이에 자동으로 머릿속이 정리되었던 것이다.

뇌는 혼자만의 시간을 충분히 갖지 못하면 초조해진다. 교감신경은 흥분하고, 스트레스를 제어하는 부신에서 아드레날린이나 코티솔이 활발히 분비된다. 그 결과, 혈압이 오르고, 살이 찌며, 당뇨병에 걸리기 쉬워진다.

잠깐이라도 자는 것은 좋은 일이다. 낮에라도 약간의 잠을 자면 기분이 상쾌해진다. 졸음이 오면 차라리 잠시 조는 게 낫다. 악착같이 수면 시간을 확보해야 할 것이다.

잘 때는 어둡게

호르몬은 빛과 밀접한 관계가 있다. 바소프레신과 시차와의 관계를 설명했는데, 우리의 뇌 속에는 바소프레신이 분비되는 시교차 상핵 말고도 빛을 느끼는 또 다른 내분비 장기가 있다. 바로 송과체다.

송과체는 뇌의 중앙에 있다. 멸종한 파충류나 양서류의 머리 꼭대기에는 구멍이 있었는데, 그 구멍의 바닥에 송과체가 존재했

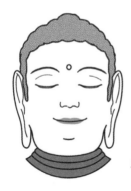
부처님과 세 번째 눈

다. 지붕에 만든 창문처럼 이 구멍을 통해 햇빛이 들어와 송과체가 직접 빛을 느낄 수 있었다. 이 부분을 두정안이라고 한다.

불상을 보면 부처님은 이마 부분에 세 번째 눈을 갖고 있다(위의 그림). 이것은 중생 구제를 위해 빛을 뿜어내기 위해서라고 한다. 부처님의 세 번째 눈에서 발사되는 레이저 빔과 같은 것이 송과체가 분비하는 호르몬인 멜라토닌이다.

멜라토닌은, 트립토판이라는 아미노산에서 생성되는 세로토닌(각성 작용이 있다)으로 만들어진다. 멜라토닌은 야간에만 분비되며, 잠을 잘 때 불빛이 있으면 분비량이 감소한다. 무슨 역할을 하는지는 아직 밝혀진 게 많지 않지만, 노화를 촉진하는 유해한 활성산소를 제거하는 역할을 한다고 알려져 있다. 또한 멜라토닌은 미토콘드리아의 조상(산소를 사용하여 ATP를 만든다)으로 알려져 있는 원초적인 세균에도 존재한다. 그만큼 중요한 호르몬으로, 잠을 자는 휴식 시간에 몸에 쌓인 유독 물질을 제거하는 청소부 역할을 맡는다.

멜라토닌은 임상에서도 시차부적응 방지약, 수면제 등으로 폭넓게 사용하고 있다. 따라서 평소에 멜라토닌이 충분히 분비될 수 있도록 방을 어둡게 하고 자는 것이 중요하다.

'수면마비' 호르몬

그러면 낮에 졸음을 억제하는 호르몬은 없을까? 1998년에 가나자와 대학의 사쿠라이 다케시 교수와 미국 텍사스 대학의 야나기사와 마사시 교수가 발견한 오렉신이라는 호르몬이 그런 역할을 한다고 알려져 있다. 발견 당시 이 호르몬은 먹는 것을 촉진하는 호르몬은 아닐까 의심했다. 실제로 쥐의 뇌에 이 호르몬을 주사하자 먹는 양이 증가했다. 오렉신이라는 말은 '식욕을 자극하는'이라는 의미의 오렉시제닉orexigenic에서 왔다.

그러나 연구가 진행되면서, 잠을 자야 하는 시간대에도 쥐의 눈이 또렷한 상태였기에 깨어있는 동안 계속 먹이를 먹을 수 있었다는 것을 알게 되었다. 즉, 이 호르몬은 각성을 촉진하는 호르몬이었던 것이다.

나르콜렙시(발작성 수면)라는 병이 있다. 2000명당 1명꼴로 걸리는 병으로 알려져 있는데, 일본인은 그 빈도가 3배나 높다고 한다. 낮에 갑자기 의식이 없는 것처럼 깊은 잠에 빠지는 병이다. 흥미롭게도 이 발작은 웃음이나 놀라움과 같은 감정 기복도 유발한다. 이른바 가위눌림, 즉 수면마비도 이 병의 일종이다. 사실 이 병은 오렉신 결핍으로 일어난다는 것이 밝혀졌다. 2014년, 오렉신 의 작용을 억제하는 약을 수면제로 개발했다.

> 그러나 새벽은 곤히 잠든 아가씨를 달콤함으로 가리운다
> 여전히 감고 있는 그 눈에 이제 키스를
> 한 번 또 한번, 그리고 가슴에
> 백 번이라도, 아침이니 깨어나라고 일러준다
> 피에르 드 롱샤르《마리를 위한 소네트》

넷째, 기분좋게 대화한다

먼 듯 가까운 것. 극락, 뱃길, 사람 사이.
세이 쇼나곤《마쿠라소시》

대가족의 장점

지중해 한가운데에 있는 이탈리아의 사르데냐 섬에는 합계 나이가 836세로 기네스 기록을 보유한 아홉 명의 남매가 살고 있다. 첫째 가 106세, 막내가 79세다. 장수 비결을 묻자 그들은 '혼자 살지 않 았기 때문'이라고 답했다. 이들 남매는 매일 서로에게 전화를 걸어

안부를 묻는다. 첫째 할머니는 "손녀들이 툭하면 '아, 스트레스 받아!'라고 하는데, 도대체 무슨 뜻인지 알 수가 없어. '스트레스'라는 말을 들어본 적이 없는데, 무슨 뜻인가"라고 물었다고 한다.

영화 〈대부〉의 무대이기도 한 이탈리아 남부에서는, 가족 간의 유대가 강하고 대부분의 가족들이 할아버지, 할머니와 함께 살고 있다. 누군가와 함께 살고 있다는 안도감은 우리에게 상상 이상의 막강한 힘이 된다. 자신의 생각을 이야기할 수 있고, 해결하기 어려운 고민이라도 누군가가 들어주고 알아준다면, 더할 나위 없이 편안해지면서 좋은 호르몬이 분비된다. 누군가와 맞닿아 있다는 것은 단순하지만, 굉장히 중요한 의미가 있다. 자신을 거부하지 않고 곁에 있어 주는 누군가가 있는 것은 행복한 일이다.

미켈란젤로가 바티칸의 시스티나 예배당 천장에 그린 〈아담의 창조〉는 아주 유명하다(그림 참조). 신과 아담이 서로를 마주보며 손가락을 뻗어 금방이라도 닿을 듯한 장면은 인간다움을 가장 잘 나타내는 모티프라고 한다. 옥시토신이나 바소프레신, 도파민이 활발하게 분비되도록 신뢰할 수 있는 누군가와 즐겁게 이야기를 나누는 생활을 한다면, 나이를 먹으며 몸속에 서서히 쌓이는 노폐물을 줄일 수 있을 것이다.

어울리면 호르몬도 건강해진다

우리는 매일 빛을 느끼며 24시간 주기로 생활을 계속하고 있다. 우

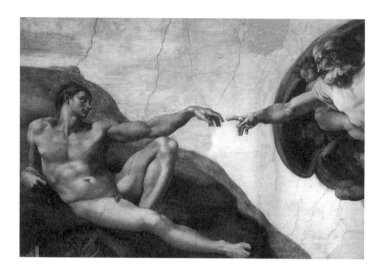

부오나로티 미켈란젤로의 <천지창조> 중 '아담의 창조' (시스티나 예배당 소장)

리의 생활은 사실 천정에 매달린 추와 크게 다르지 않다. 흔들림 없는 몸을 유지하기 위해서 규칙적으로 진동하며 산다는 이야기다. 그리고 나이가 들어가면서 진자의 흔들리는 폭이 점점 작아지고 결국 움직임이 멈췄을 때 우리는 죽음을 맞는다. 주기를 갖고 호르몬이 분비되는 것은, 우리 인생이라는 진자의 흔들림 주기가 줄어들지 않게 하기 위해서다. 아이가 그네를 타고 있을 때 그네의 흔들림이 작아지면 부모가 뒤에서 아이의 등을 밀어주는 광경을 자주 본다. 그 부모의 역할을 맡는 것이 바로 호르몬이다.

예로부터 진자가 모이면 상호작용으로 동기同期하여, 집단을 이루고 커다란 진동을 만든다고 알려졌다. 이 현상은 17세기, 추시계의 발명자인 네덜란드의 과학자 크리스티안 하위헌스가 발견했다. 진동을 전하는 받침대에 2개의 진자를 내려뜨려 서로 에너지를 교환하도록 설정하면, 진자는 점차 박자를 맞추어 움직인다는 사실을 알게 된 것이다. 그는 이것을 공감하는 시계sympathie des horloges라고 불렀다. 동료와 집단을 만들고, 서로가 공감하여 동기화할 수 있으면 큰 힘이 생겨난다.•

호르몬은 집단의 공감력을 높여준다. 사람끼리의 교제, 그리고 그 결과 만들어지는 '함께 한다는 느낌'은 우리 건강에 매우 큰 영향을 끼친다. 우리가 만드는 집단, 세이 쇼나곤이 말하는 '사람

• 유키 구라모토 《비선형과학, 동기화하는 세계》 (2014, 슈에이샤)

사이'에서 서로 간의 공감을 강하게 만드는 호르몬을 우리는 앞으로도 계속 찾아야 한다.

기뻐하는 사람과 함께 기뻐하고, 슬퍼하는 사람과 함께 눈물 흘릴 지어다.

<로마의 신도에게 보내는 편지, 12장 15절>

호르몬을 건강하게 하는 20가지 생활습관

앞에서 호르몬 건강법을 간략하게 제시했는데, 그것을 포함해 다음에 나열하는 각 항목을 실천하면, 몸 전체의 호르몬 균형을 바로잡을 수 있다. 어떤 호르몬을 늘릴 수 있는지, 그리고 그 호르몬이 몸에 어떻게 좋은지 쉽게 이해할 수 있을 것이다. 일상생활에 꼭 실천해보기를 바란다.

1. 낮잠이라도 좋으니 자는 시간을 반드시 확보한다.
2. 밤에는 이메일을 확인하지 않는다.
3. 잘 때는 방을 어둡게 한다.
4. 되도록 많은 사람과 악수한다.
5. 반려동물을 예뻐한다.

6. 가끔은 가슴을 뛰게 하는 승부에 도전한다.

7. 때때로 지도를 펼쳐본다.

8. 주말에는 나에게 상을 주는 일정을 넣는다.

9. 심호흡을 한다. 크게 한숨을 내쉬어본다.

10. 몸이 덥다고 느껴질 정도까지 운동을 한다.

11. 미지근한 목욕물에 전신을 담근다.

12. 날씨가 좋은 날에는 하루에 한 번 이상 외출한다.

13. 배가 고프다는 생각이 들지 않으면 먹지 않는다.

14. 반찬의 가짓수는 되도록 많게 한다.

15. 발효음식, 채소, 끈적끈적한 식품을 자주 먹는다.

16. 어려운 문제의 해결은 이튿날 아침으로 미룬다.

17. 망설여지면 주위 사람과 같은 행동을 취해 본다.

18. 가끔은 실컷 불평을 늘어놓는다.

19. 매일 같은 시간에 같은 행동을 한다.

20. 작심삼일이 되더라도 일단 시작해 본다.

마치는 글

황제펭귄의 새끼 키우기

제자의 결혼식 피로연에서 가끔 축하 인사말을 부탁받는다. 그때
면 나는 곧 새로운 생활을 시작할 젊은 커플에게 언제나 축하의 뜻
을 담은 짧은 이야기를 전하곤 한다. 그중에서 비교적 반응이 좋
았던 황제펭귄에 관한 이야기를 마지막으로 하려고 한다.

*

앞으로 두 사람이 맞이할 새로운 삶에, 축하의 마음을 담은 이
야기를 하겠습니다.

세계에서 가장 고된 육아를 한다는 황제펭귄 이야기입니다.
황제펭귄은 남극에 살며 겨울에 번식합니다. 황제펭귄의 암컷은

일부러 해안에서 수십 킬로미터나 내륙으로 들어가 무게 450그램의 알 한 개를 낳습니다. 그곳에서는 포식자의 습격을 피할 수 있기 때문입니다. 그곳은 새끼가 자랄 때까지 얼음이 녹지 않습니다. 그래서 물론 먹을 것도 없습니다. 황제펭귄 부부는 육아를 위해 우선 알을 따뜻하게 해야 하는데, 알이 한 개이니 둘이 함께 품을 수는 없습니다. 그래서 알을 낳고 힘이 빠진 암컷이 먼저 먼 바다로 먹이를 찾으러 갑니다. 그동안 수컷은 혼자서 다리 위에 얹어 알을 따뜻하게 품습니다. 추운 날에는 영하 60도까지 내려가는 혹한의 날씨에 아무것도 먹지 못한 채, 매서운 바람이 휘몰아쳐도 묵묵히 서 있습니다.

'부부의 역할 분담이니 그렇겠지'하고 쉽게 생각하지 않았으면 좋겠습니다. 수컷의 입장이 한 번 되어 볼까요? 암컷이 돌아오기까지는 수십 일이 걸립니다. 그 사이에 수컷은 쭉 혼자 있습니다. 혹시 암컷이 마음이 바뀌어 먹이가 풍부한 해안에 눌러앉거나, 혹은 체력이 떨어져 돌아오지 않을지도 모릅니다. 암컷이 돌아오지 않으면 수컷은 죽을 수도 있습니다. 그러나 수컷은 암컷이 돌아올 거라고 굳게 믿고 알을 품으며 기다립니다. 암컷이 돌아올 때쯤 되면 수컷의 체중은 40퍼센트나 감소합니다. 수컷은 그제야 암컷과 교대하여 먹이를 먹으러 바다로 갑니다. 수컷과 암컷은 이런 행위를 몇 번이고 반복합니다.

보통 이런 자리에서는 '부디 두 사람이 서로 도와가며 열심히 살기 바랍니다'라고 말하기 마련입니다. 그러나 현실은 약간 다릅니다. 제 경우도 그렇지만 부부는 각자의 일이 있습니다. 두 사람이 늘 함께 있기가 쉽지 않습니다. 홀로 있어야 할 날들이 생길 수도 있습니다. 하지만 차가운 얼음 위에서 상대방이 반드시 돌아올 거라며 묵묵히 알을 품는 황제펭귄의 믿음과 마음을 부디 되새기며 기억하기를 바랍니다.

최근에 들은 이야기가 있습니다. '혼자 못 사는 사람은 둘이서도 못 산다. 하지만 둘이서 잘 사는 사람은 혼자라도 잘 산다'는 말입니다. 사랑하는 사람에게 되도록 폐가 되지 않도록 배려할 줄 알고, 자기 일은 스스로 알아서 할 줄 아는 이들끼리 만나야지 원만하게 살 수 있습니다. 그러면 혼자라면 절대 가질 수 없는, 훨씬 큰 행복을 누릴 수 있습니다. 오늘 두 분이라면 반드시 가능하리라 믿습니다.

결혼을 진심으로 축하합니다.

*

이성을 사랑한다는 것은, 우리가 가진 정보를 자식에게 물려주기 위해 매우 중요하다. 그리고 그 과정에 수많은 호르몬이 관련되어 있다. 한마디로 연애戀愛인데, 먼저 그리움戀이 있고 다음에 사랑愛이 생겨난다. 외국에는 '처음에는 사랑, 다음에 결혼, 그리고 유모차를 탄 아기'라는 말도 있다. 어쨌든 이성을 우선 찾아, 키스하고 잠자리를 하고 싶다고 무작정 (특히 남성은) 생각한다. 이른바 욕정lust이 전면에 나온다. 이때의 주인공은 남성호르몬이다. 남성적 호르몬인 바소프레신도 작용한다.

교제를 시작하면 누구라도 1년에서 2년은 상당히 행복하다. 사랑^{romance}이 넘쳐나는 시기다. 뇌 안에서는 보상회로가 활발하게 작동한다. 의존증 대목에서 이야기한 대로, 이때는 상대방에 대한 생각이 머리에서 떠나지 않는다. 도파민, 노르아드레날린 분비가 활발해지고, 세로토닌 분비가 감소한다. 하지만 이런 달콤한 시간은 오래가지 않는다. 그 이후에 두 사람 사이에 깊은 유대감이 피어날지는 옥시토신에 달려있다.

영원히 이 사람과 함께 있고 싶고, 그럴 수 있을 것 같다는 마음이 생겨나는 것이 연애의 최종 모습이다. 이 마음을 헌신^{commitment}이라고 하는데, 이런 마음이야말로 사랑^愛인 것이다.

사실 포유류 중에서 일부일처제를 지키는 종은 전체 동물의 3퍼센트에 지나지 않는다. 살아남기 위해서는 암컷이 더욱 많은 수컷을 받아들여 하나라도 새끼를 더 낳는 것이 효율적이라고 보는 생물이 많다. 소수의 자식을 부부가 합심해 키우는 전술을 취하는 동물은 인간을 포함해 극히 소수종일 뿐이다.

원숭이는 내버려두면 인기 많은 수컷에게만 암컷이 몰리고, 인기 없는 수컷은 번번이 퇴짜를 맞는다. 일부일처제는 인기 있는 수컷이 많은 암컷을 먹여 살려야 하는 고생을 줄이는 동시에, 인기 없는 수컷을 효과적으로 이용하기 위해서 존재한다는 설도 있다.

일부일처제를 좌우하는 것 역시 호르몬이다. 일부일처제를 하고 있는 동물의 경우, 뇌의 쾌감중추 영역에 옥시토신 수용체가 존재한다. 이때의 옥시토신은 원래의 옥시토신이 작용하던 뇌 영역

이외에 다른 호르몬의 영역인 쾌감중추까지 '영역을 침범하여' 그곳을 자극해 도파민을 더 많이 분비하게 한다. 그 결과, 불꽃같은 사랑의 시간이 지나도 다른 이성이 아닌 지금의 파트너와 함께 있는 것에 쾌감을 느낄 수 있다.

　황제펭귄의 이야기로 돌아와 보자. 나는 산란을 마친 젊은 펭귄 커플은 분명히 옥시토신의 분비가 월등히 높을 거라고 확신한다(유감스럽게도 그런 연구는 아직 시행한 바 없다). 그들은 알을 품는 동안 아무 것도 먹지 않는다. 몸의 지방성분을 다 써버리는 것이다. 절식을 통해 외부에서 지방을 흡입하지 않고 몸 안의 지방만 이용하면서, 지방 연소를 최소한으로 억제해 이런 가혹한 육아를 이어간다.

　스트레스를 풀기 위해 먹는다는 말이 있다. 우리는 인간관계가 잘 풀리지 않거나 외롭거나 짜증이 날 때, 폭식으로 스트레스를 발산하려고 한다. 은연중에 행복한 기분을 느끼기도 한다. 음식을 먹으면 장에서 나오는 호르몬이 뇌에 작용해 옥시토신을 분비토록하여 대뇌보상회로를 자극하는 것이 그 이유 중 하나다.

　알을 낳은 직후, 옥시토신 분비가 최대가 된 부부 황제펭귄은 서로 간에 헌신의 마음이 흘러넘친다. 뭔가 먹고 싶지도 않다. 그래서 음식을 먹지 않아도 파트너를 계속 기다릴 수 있는 게 아닌가 하고 추측한다.

　황제펭귄은 어떻게 아무 것도 먹지 않고, 서서히 줄어가는 옥

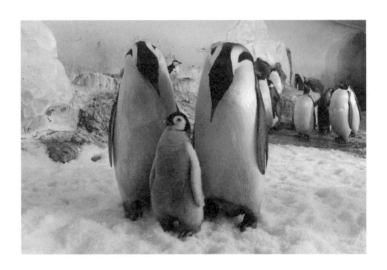
황제펭귄 가족 (출처: 어드벤처 월드)

시토신의 작용을 유지할 수 있을까? 아마도 그것을 가능케 한 것은 그들 다리 위에 놓인 하나의 알, 자신의 아이가 담긴, 그 알의 무게 덕분이 아닐까?

나는 2015년 4월 개최된 제88회 일본 내분비학회 학술총회 회장을 맡았다. 학회 주제는 '내분비가 최고다'로 정했다. 호르몬이야말로 모든 의료의 중심이라는 우리 호르몬 전문의의 의지를 담았다.

그래서 내가 의사가 되고난 후 줄곧 몰두해온 호르몬에 대해 진지하게 검토해보고, 그 놀라움을 세상 사람들이 알기를 바라면서 집필을 시작했다. 하지만 호르몬은 백여 종이 넘는데다 각각 개성이 다양해 한마디로 설명하기 어려운 물질이다. 호르몬은 열한 개의 얼굴을 가진 십일면관음보살이다. 호르몬의 전체 특징과 그 하나하나의 얼굴을 찾아가는 과정은 결코 쉽지 않았다. 평소 글 쓰는 데 들이는 것보다 배 이상의 시간이 들었다.

학회 준비로 바쁜 가운데 호르몬에 관한 자료 정리를 도와준 내분비 그룹의 구리하라 이사오, 미야시타 가즈토시, 고바야시 사키코, 요코타 겐이치 의사에게 감사드린다.

찾아보기

뭐든지, 호르몬!

기분, 몸매, 성격, 건강에서 키, 성적, 기억력까지,
내 인생은 호르몬이 좌우한다

지은이   이토 히로시
옮긴이   윤혜원

1판1쇄 발행 2016. 8.12
1판4쇄 발행 2020. 4.20

펴낸곳   **계단**
펴낸이   서영준
출판등록   제 25100-2011-283호
주소   서울시 마포구 토정로4길 40-10, 2층
전화   02-712-7373
팩스   02-6280-7342
이메일   paper.stairs1@gmail.com

값은 뒤표지에 있습니다.
ISBN   978-89-98243-04-3 03510

이 도서의 국립중앙도서관 출판시도서목록(CIP)은 e-CIP홈페이지(http://www.nl.go.kr/
ecip)와 국가 자료공동목록시스템(http://www.nl.go.kr/kolisnet)에서 이용하실 수 있습니다.
(CIP제어번호:CIP2016017875)